《中国大百科全书》青少年拓展阅读版

学点儿中医

中国传统医学

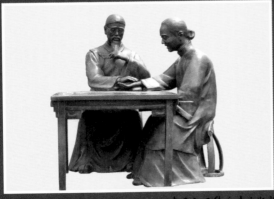

中国大百科全书出版社

图书在版编目（CIP）数据

学点儿中医·中国传统医学／《中国大百科全书》青少年拓展阅读版编委会编．--北京：中国大百科全书出版社，2019.9

（中国大百科全书：青少年拓展阅读版）

ISBN 978-7-5202-0612-9

Ⅰ.①学… Ⅱ.①中… Ⅲ.①中医学－青少年读物
Ⅳ.①R2-49

中国版本图书馆CIP数据核字（2019）第209345号

出 版 人：刘国辉
策划编辑：石　玉
责任编辑：刘　杨
装帧设计：**WONDERLAND** Book design
　　　　　仙境 QQ:344581934
责任印制：邹景峰
出版发行：中国大百科全书出版社
地　　址：北京阜成门北大街17号　　邮编：100037
网　　址：http://www.ecph.com.cn　　电话：010-88390718
图文制作：北京鑫联必升文化发展有限公司
印　　刷：蠡县天德印务有限公司
字　　数：100千字
印　　数：1～10000
印　　张：7.5
开　　本：710mm×1000mm　　1/16
版　　次：2019年9月第1版
印　　次：2020年1月第1次印刷
书　　号：ISBN 978-7-5202-0612-9
定　　价：30.00元

序

　　百科全书（encyclopedia）是概要介绍人类一切门类知识或某一门类知识的工具书。现代百科全书的编纂是西方启蒙运动的先声，但百科全书的现代定义实际上源自人类文明的早期发展方式：注重知识的分类归纳和扩展积累。对知识的分类归纳关乎人类如何认识所处身的世界，所谓"辨其品类""命之以名"，正是人类对日月星辰、草木鸟兽等万事万象基于自我理解的创造性认识，人类从而建立起对应于物质世界的意识世界。而对知识的扩展积累，则体现出在社会的不断发展中人类主体对信息广博性的不竭追求，以及现代科学观念对知识更为深入的秩序性建构。这种广博系统的知识体系，是一个国家和一个时代科学文化高度发展的标志。

　　中国古代类书众多，但现代意义上的百科全书事业开创于1978年，中国大百科全书出版社的成立即肇基于此。百科社在党中央、国务院的高度重视和支持下，于1993年出版了《中国大百科全书》（第一版）（74卷），这是中国第一套按学科分卷的大百科全书，结束了中国没有自己的百科全书的历史；2009年又推出了《中国大百科全书》（第二版）（32卷），这是中国第一部采用汉语拼音为序、与国际惯例接轨的现代综合性百科全书。两版百科全书用时三十年，先后共有三万多名各学科各领域最具代表性的专家学者参与其中。目前，中国大百科全书出版社继续致力于《中国大百科全书》（第三版）这一数字化时代新型百科全书的编纂工作，努力构建基于信息化技术和互联网，进行知识生产、分发和传播的国家大型公共知识服务平台。

从图书纸质媒介到公共知识平台，这一介质与观念的变化折射出知识在当代的流动性、开放性、分享性，而努力为普通人提供整全清晰的知识脉络和日常应用的资料检索之需，正愈加成为传统百科全书走出图书馆、服务不同层级阅读人群的现实要求与自我期待。

《〈中国大百科全书〉青少年拓展阅读版》正是在这样的期待中应运而生的。本套丛书依据《中国大百科全书》（第一版）及《中国大百科全书》（第二版）内容编选，在强调知识内容权威准确的同时力图实现服务的分众化，为青少年拓展阅读提供一套真正的校园版百科全书。丛书首先参照学校教育中的学科划分确定知识领域，然后在各类知识领域中梳理不同知识脉络作为分册依据，使各册的条目更紧密地结合学校课程与考纲的设置，并侧重编选对于青少年来说更为基础性和实用性的条目。同时，在条目中插入便于理解的图片资料，增加阅读的丰富性与趣味性；封面装帧也尽量避免传统百科全书"高大上"的严肃面孔，设计更为青少年所喜爱的阅读风格，为百科知识向未来新人的分享与传递创造更多的条件。

百科全书是蔚为壮观、意义深远的国家知识工程，其不仅要体现当代中国学术积累的厚度与知识创新的前沿，更要做好为未来中国培育人才、启迪智慧、普及科学、传承文化、弘扬精神的工作。《〈中国大百科全书〉青少年拓展阅读版》愿做从百科全书大海中取水育苗的"知识搬运工"，为中国少年睿智卓识的迸发尽心竭力。

本书编委会

2019 年 9 月

目 录

第一章　博大精深的中国传统医学

一、简史　　　　　　　　　　　　　　　　　1

二、中医基础理论　　　　　　　　　　　　　5

第二章　古代中国人离不开的中药

一、解表药　　　　　　　　　　　　　　　　15

二、清热药　　　　　　　　　　　　　　　　19

三、泻下药　　　　　　　　　　　　　　　　25

四、祛风湿药　　　　　　　　　　　　　　　27

五、芳香化湿药　　　　　　　　　　　　　　29

六、利水渗湿药　　　　　　　　　　　　　　30

七、温里药　　　　　　　　　　　　　　　　34

八、理气药　　　　　　　　　　　　　　　　35

九、消导药　　　　　　　　　　　　　　　　37

十、驱虫药　　　　　　　　　　　　　　　　38

十一、止血药　　　　　　　　　　　　　　　39

十二、活血药 41

十三、化痰止咳平喘药 42

十四、安神药 45

十五、平肝熄风药 46

十六、开窍药 47

十七、补益药 48

十八、固涩药 59

十九、外用药 61

二十、药物的配伍和禁忌 63

二十一、中药的煎法、剂量、服法 66

第三章　千金方——传统方剂和典型方剂

一、解表剂 71

二、清热剂 73

三、泻下剂 75

四、祛风湿剂 75

五、祛湿利水剂 76

六、温里剂 77

七、理气剂　　　　　　　　　　　　　　　　78

八、消导剂　　　　　　　　　　　　　　　　78

九、活血剂　　　　　　　　　　　　　　　　79

十、化痰止咳平喘剂　　　　　　　　　　　　81

十一、安神剂　　　　　　　　　　　　　　　82

十二、开窍剂　　　　　　　　　　　　　　　82

十三、补益剂　　　　　　　　　　　　　　　83

第四章　痛则不通，通则不痛

一、针灸　　　　　　　　　　　　　　　　　87

二、推拿　　　　　　　　　　　　　　　　　97

第五章　顺其自然，粗茶淡饭

一、个人四季保健养生　　　　　　　　　　103

二、个人饮食保健调养　　　　　　　　　　106

三、运动养生　　　　　　　　　　　　　　109

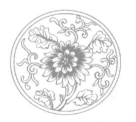

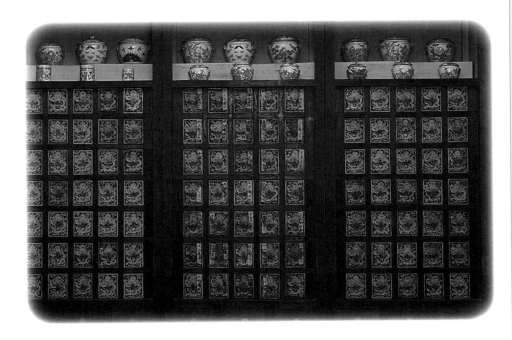

第一章 博大精深的中国传统医学

[一、简史]

　　中国是一个地域广阔、历史悠久的国家。早在原始社会，先民为了生存的需要，医疗活动就随之而产生。由于人们生活的地理环境不同，采取的生产方式也不同，因此引发出多种形式的医疗活动。

　　《黄帝内经》(以下简称《内经》) 中的《素问·异法方宜论》写道：砭石从东方来，毒药从西方来，灸焫从北方来，九针从南方来，导引按跷从中央出。说明古代流传下来的医疗方法是中国各族人民的经验汇集。中华民族所聚集生长的地理空间跨度广大，在不同的地域有不同的生产和生活方式，亦有不同的文化类型。古代除以农业社会文化为主外，尚有草原游牧文化、森林狩猎文化、河海渔业文化等。不同的文化创造出不同的医疗技术，运用不同的药物资源，导致中医学的民族和地区差异性，由此而形成不同的地方流派，这是中医学具有丰富的实践经验和多样化理论学说的原因。就其学术层面而言，也具有多样性和复杂性的特点。中医学与传统文化、科学技术乃至经济发展，都有密切的联系。中华民族久远的历史也是铸就传统医学丰富多彩的原因之一。在中国，远在百万年前已有人类生存，他们在生产和生活中，须同疾病和伤痛进行斗争，从而产生了医疗救助实践。火的使用，使人类得以熟食，驱寒保暖，同时有一定的防湿作用，也使灸法治病以及其他借助温热作用的治疗得以施行。在新石器时代，中国先民们就用砭石作为治疗工具。现存古书《山海经》中有"高氏之山，其下多箴石"的记载，箴石就是砭石。1963 年在内蒙古多伦头道洼石器时代遗址出土了中国第一枚新石器时代的砭石，之后又在各地出土了多枚砭石以及用于医疗的骨针、竹针，以及铜器和铁器时代的铜针、铁针、金针、银针，说明针灸技术发展到现在使用钢针已经历了漫长的历史时期。《淮南子·修务训》说，神农氏尝百草，一日而遇七十毒。《史记补·三皇本纪》也有神农尝百草，始有医药的记载。说明药物的发现，是与原始人的植物采集及其农业生产密切相关的。在新石器时代中期的仰韶文化时期，人们过着以农业为主的定居生活并开始酿酒，龙山文化时期已有专门的酒器，在殷商文化中则发现更多的酒器。酒的一大用途就是治病。《汉书》以酒为"百药之长"。上述事实都表明，中医源自于先民生存和生产劳动的需要，在中华文明的悠久历史中生产、生活的需要决定和孕育了中医学的发生与发展。

中医学在漫长的发展过程中，历代都有不同的创新，涌现了许多著名医家，出现了许多名著和重要学派。3000 多年前的殷商甲骨文中，已经有关于医疗卫生以及 20 多种疾病的记载。周代，医学已经分科，《周礼·天官》把医学分为疾医、疡医、食医、兽医四科；已经使用望、闻、问、切等客观的诊病方法和药物、针灸、手术等治疗方法；王室已建立了一整套医务人员分级和医事考核制度，《周礼·天官》记载："医师上士二人，下士二人，府(药工)二人，史二人，徒二人，掌医之政令，聚毒药以供医事。"春秋战国时代，涌现出许多著名医家，如医和、医缓、长桑君、扁鹊、文挚等。《内经》等经典著作面世，是中医学理论的第一次总结。秦汉时代，已经使用木制涂漆的人体模型展示人体经络，这是世界最早的医学模型。临床医学方面，东汉张仲景在他所著的《伤寒杂病论》(简称《伤寒论》)一书中，专门论述了外感热病以及其他多种杂病的辨证施治方法，为后世的临床医学发展奠定了基础。外科学也具有较高水平。据《三国志》记载，东汉末年名医华佗已经开始使用全身麻醉剂，酒服"麻沸散"进行各种外科手术，其中胃肠吻合术是华佗所擅长的。据《史记·扁鹊仓公列传》记载，西汉初的名医淳于意（又称仓公）曾创造性地将所诊患者的姓名、里籍、职业、病状、诊断及方药一一记载，谓之"诊籍"，是现知最早的临床病案，其中包括治疗失败的记录和死亡病例。从魏晋南北朝到隋唐五代，脉诊取得了突出成就，晋代名医王叔和在前代著作《内经》《难经》"独取寸口"诊法的基础上，进一步总结，使之规范化，并归纳了二十四种脉象，提出脉、证、治并重的理论。这一时期医学各科和专科化已渐趋成熟。针灸专著有西晋皇甫谧的《针灸甲乙经》，方书的代表著作有西晋葛洪的《肘后备急方》，制药方面有南北朝（一说唐代）雷敩的《雷公炮炙论》，外科有南北朝龚庆宣的《刘涓子鬼遗方》，病因病理专著有隋代巢元方的《诸病源候论》，儿科专著有隋唐之间的《颅囟经》，唐代苏敬等著的《新修本草》是世界上第一部药典，唐代还有孟诜的食疗专著《食疗本草》、蔺道人的伤科专著《理伤续断秘方》、昝殷的产科专著《经效产宝》等。此外，唐代还有孙思邈的《千金要方》和王焘的《外台秘要》等大型综合性医书。从晋代开始，已经出现由国家主管的医学教育，南北朝的刘宋时代曾有政府设立的医科学校。隋代正式设立太医署，这是世界上最早的国立医学教育机构。宋金元时期，随着经济文化的发展以及国家对医学和医学教育的重视，宋政府创设校正医书局，集中了当时的一批著名医家，对历代重要医籍进行收集、整理、考证、校勘，出版了一批重要医籍，促进了医学的发展。宋代除有皇家的御药院外，还设立官办药局太医局卖药所与和剂局等，推广以成药为主的"局方"。宋代由太医局负责医学教育，各府、州、县设立相应的医科学校；太医局初设九科，后扩为十三科。在针灸教学法方面也有了重大改革，北宋时王惟一于天圣四年(1026)著《铜人腧穴针灸图经》，次年又主持设计制造等身大针灸铜人两具，在针灸教学时供学生实习操作，对后世针灸的发展影响很大。唐朝曾把一些寺庙辟作疠人坊，对麻风病人进行隔离治疗，这相当于现代的传染病院。宋代已经有各种类型的医院、疗养院，有专供宫廷中患者疗养的保寿粹和馆，供四方宾旅患者疗养的养济院，收容治疗贫困患者的安济坊等。元代还有阿拉伯式医院。明代中叶的隆庆二年(1568)之前，北京已经有医学家创立的世界上最早的学术团体"一体堂宅仁医会"。该会由新安医学家徐春甫创立，有明确的会款、会规，除开展学术交流外还曾组织编撰百卷的《古今医统大全》。中医学最早的学术期刊《吴医汇讲》于清乾隆五十七年(1792)创刊，由江苏温病学家唐大烈主编。该刊发行近10年，每年一卷，有理论、专题、验方、考据、书评等栏目。这些学术团体和期刊的出现促进了中医的学术交流，表明中医这门学科在古代已形成较为完备的体系。

在中医学的创新和继承中，学派蜂起，竞相争鸣，贯穿于理论发展的历史长河中。先秦时期，中医学按主旨和发生曾有"三世医学"，即先后有用针、用药和重切脉的《黄帝针经》《神农本草经》和《素女脉诀》三个派别。汉代，针灸和切脉合而为一家称为医经学派，重用药物和方剂者发展为经方学派。《汉书·艺文志》记载当时有医经七家、经方十一家。医经学派后来仅存《内经》一书，后世围绕此书的诠释发挥形成重视理论的一派。经方学派旨在对经验方的整理和运用，在魏晋隋唐乃至宋代以后，各朝代都有大量的方书传世。对《伤寒论》的研究，自宋代起涌现出一大批致力于伤寒学术研究的医学家，他们传承发展而成为伤寒学派。金元时代的一些医学家们，敢于突破经典的定论围绕个人的专长阐发理论，并自立门户，其中著名的有"金元四大家"，刘河间创主火论，张子和重攻邪，李东垣重补脾，朱丹溪倡滋阴。金元四大家等因地域和师承又可分为两大派。刘河间及其继承者张从正、朱丹溪等人，因刘河间系河北河间人，故其学派后世称为河间学派。李东垣师从河北易水人张元素，又有张元素门人王好古、李东垣弟子罗天益等人，皆重视脏腑用药和补益脾胃，这一派人因其发源地而被称为易水学派。明至清代，温病的研究达到了成熟阶段，其中一批影响较大的医学家，如著《温热论》的叶天士、著《温病条辨》的吴鞠通、著《温热经纬》的王士雄等被称为温病学派。从明代开始，在西方医学传入中国以后，中国传统医学和传入的西方医学，在相互碰撞、交流、融合中，产生了中西医汇通学派，涌现出一批著名医学家，如唐容川、恽铁樵、张锡纯、张山雷等人。他们主张"中西医汇通"和"衷中参西"等，该派兴办学校，创办医学刊物，传播中西医学思想，曾领风骚数十年，并成为当代中西医结合的先行者。历史上各中医学派，总是在继承基础上不断创新而发展起来的，各学派此伏彼起，连绵不断，各派中又有不同的支派。例如对于《伤寒论》原创问题的研究方面，有错简重订派和维护旧论派；河间学派在新安江流域又演为新安学派；易水学派中有由"温补四家"的薛己、赵养葵、李中梓、张景岳等人组成的温补学派；温病学派中又有吴又可、戴天章、余师愚等人的瘟疫派，叶天士、吴鞠通的温热派和薛雪、王孟英的湿热派等。各学派间经常争鸣，如伤寒与温病学说之争，河间与易水学派之争，丹溪之学与"局方"之争等，促进了学术的进展、学派发展，由学派发展为新学科，新学科奠定以后又不断勃发出新的学派。如此学派和学科的相互演进，形成了中医学体系继往开来的发展过程。

［二、中医基础理论］

中国传统文化铸就了中医学理论的特质，尊生贵时的理念，天人合一的自然观、《周易》的哲学思想，乃至中华民族的系统思维方式等，都在中医学的理论范式和研究方法中有所体现。在数千年的实践中，逐渐形成一批原创性的医学发现、医学发明和理论学说，如藏象、经络、精气神、气血津液、阴阳五行、辨证论治等，又有针灸、中药、方剂、气功、推拿等医疗技术，并不断扩益增附，有效地运用于临床和保健的实践之中。

阴阳

原意指日照之向背，在《诗经》《尚书》中，已经成为占卜和观察日常事物的重要概念。周幽王时伯阳父把阴阳说成是"天地之气"，并用二者的矛盾运动来说明地震，使之具有了自然哲学范畴的意义。春秋末范蠡将阴阳概念推展至解释社会现象，强调阴阳之间的转化，"阴至而阳，阳至而阴"。《老子》一书在"反者道之动"的情景之下，提出了"万物负阴而抱阳，冲气以为和"的阴阳和谐思想。而《易传》的作者则运用阴阳对事物之间广泛存在的对立现象及其转化的关系进行了系统的说明。《易传·系辞上》说"一阴一阳为之道"，认为阴阳的矛盾运动是事物发展的基本法则。战国末期的邹衍，把阴阳观念和五行观念结合起来说明自然和社会的变化规则，形成了阴阳家。后来的儒家如董仲舒、朱熹等均对阴阳思想作了系统阐发。

五行

中国古代哲学概念。原指"五材"，即水、火、木、金、土。《左传》："天生五材,民并用之。"后指构成宇宙万物的五种物质元素。西周末年，史伯提出了"以土与金、木、水、火杂，以成百物"的观点，反映出探求事物间相互关系的思想。阴阳五行家邹衍释"五行"金、木、水、火、土为"五德"，认为王朝交替是五德循环转移的结果。西汉董仲舒吸取阴阳家思想，明确提出"五行相生"的观点，著有《五行相生篇》。五行又称五常。《荀子·非十二子》："案往旧造说，谓之五行。"杨倞注："五行，五常仁、义、礼、智、信是也。"

运气学说

中医学探讨天象气候规律及其与人体生理、病变、治疗规律关系的理论。运气指木、火、土、金、水等五行之运和厥阴风木、少阴君火、少阳相火、太阴湿土、阳明燥金、太阳寒水等六气，故又称五运六气。运气学说认为，根据天文历法可推算出一个具体年度和季度的气候、物候、人体生理反应及疾病流行的情况，并据以决定防治方针。对这一学说历来存在着两种不同的看法，赞同者以其预测发病规律，并据此进行疾病分类，确定相应的治疗原则等；反对者则认为运气规律的普遍性有待验证，而且以天文历法推算气候的变化和疾病的发生必然导致对疾病认识的机械和绝对，有悖于辨证论治，且忽略了地区差异。虽有争论，但对于运气学说中提出的某些具体医学理论和论治方法，如亢害承制、六气为病、病机十九条等皆予以肯定并有所发展，而且运用于临床。

脏象学说（藏象学说）

中医研究人体脏腑的生理功能、病理变化及其相互关系的学说。脏，古作藏，指居于体内的脏腑；象，指脏腑的功能活动和病理变化反映于体外的种种征象。又称藏象学说。

古代医家通过长期的实践，以古代的解剖知识为基础，从体外的各种征象测知脏腑的生理功能，推究其病理变化，并结合古代哲学阴阳、五行、象论等思维方式，进行类比推理、综合分析，逐步形成了脏象学说。脏象学说中的脏腑，虽

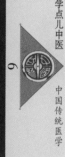

有其解剖认识，但并非是人体的解剖单元，而是表述人体运动状态的功能系统。它体现了中医学整体观的特点，认为人的生命活动以五脏为中心，六腑相配于五脏，气、血、精、液则是脏腑功能产生的物质基础，通过经络系统把五脏六腑、四肢百骸、皮肉筋脉、七窍二阴联系成一个有机的整体。脏与脏、脏与腑之间，在生理上相互依存、相互制约，在病理上相互影响、相互传变。它还认为人与自然界保持着统一性，五时（春、夏、长夏、秋、冬）与五脏相通，一日的阴阳盛衰与人体阴阳消长相应，因此，人与自然界相互关联、密不可分。脏象学说广泛应用于中医学的生理、病理、诊断、治疗、方药、预防等各个领域，是辨证论治的基础。对杂病的治疗，以脏腑辨证最为常用，对热性病的治疗，尽管通常采用六经辨证、三焦辨证、卫气营血辨证方法，但同样离不开脏腑。由此可见，脏象学说是中医学理论体系中十分重要的组成部分。

五脏

中医学对人体内心、肝、脾、肺、肾5个脏器的合称。五脏具有"藏"的特点，藏精、藏气、藏血、藏神为其共性，故又名五神脏。中医学认为，人体是以五脏为中心，通过经络广泛联系六腑和其他组织器官而形成的有机整体，因而五脏对人体的生理、病理有十分重要的作用。五脏在生理功能上各有专司，病症上也互不相同，其间的依存、制约、协调平衡关系，以及脏与脏，脏与腑乃至人体与自然界的关系，主要用阴阳学说、五行学说及脏象学说来阐释。中医学对五脏的认识与现代解剖学中的脏器不同，它不仅指脏器的形态、部位，而且主要包括脏器与气候的关系以及脏器的功能活动、病理变化所反映出来的种种征象。

六腑

中医学对胆、胃、大肠、小肠、三焦、膀胱6个脏器的合称。腑，在《内经》中写作"府"，有府库的意思。六腑的基本功能是受纳、消化饮食物，并泌别清浊、传送糟粕。具体地说，饮食物入胃，经胃的腐熟，下移肠道，小肠进一步消化，并泌别清浊，吸收其中之精微物质。胆排泄胆汁入小肠中以助消化。大肠接受小肠中的食物残渣，吸收其中的水分，其余的形成粪便排出体外。残余的水液通过肾的气化作用形成尿液下输于膀胱。三焦在其中起联系作用。六腑配合，共同完成饮食物的消化、吸收、传输和排泄。腑与脏通过经脉连属，功能上相互配合，构成脏腑之间的密切联系。腑为表属阳，脏为里属阴。其中胆与肝、胃与脾、小肠与心、大肠与肺、膀胱与肾、三焦与命门均构成表里关系。

因为六腑以下行、通畅为顺，所以病变主要表现在气机上逆、气机阻滞、消化障碍、清浊不分、小便不利、大便不通等几个方面。六腑之间，一腑有病，可以影响他腑为病，腑有病也可影响脏为病。对六腑病变的治疗以"通"为大法，如和胃、泄胆、通肠、利尿等。若六腑病及五脏，则必须脏腑同治。

由于六腑为表属阳，五脏为里属阴，所以腑病及脏、表病及里、阳病转阴，表示病情加深、加重。六腑有病，若及时调治则可防微杜渐。

奇恒之腑

中医学对脑、髓、骨、脉、胆、女子胞的总称。奇恒为异常之意，这6个器官组织的生理功能以兼藏精气为特点，不同于五脏、六腑的作用，故名。如胆为六腑之一，虽参与饮食物的消化，但它贮藏精汁而不直接接受和传送水谷，故又列入奇恒之腑。奇恒之腑除胆以外，均与五脏无表里关系，也无五行属性分类，它们与某些脏器的关系密切，辨证论治时常从有关的脏器着手。

精

中医学中维系人体生长、发育和生殖的精微物质。可分为"先天之精"和"后天之精"。前者指禀受于父母的生殖之精，后者指来源于脾胃的水谷之精。精还有包括血、津液的广泛的含义。清代《读医随笔》说："精有四：曰精也，血也，津也，液也。"五脏均可藏精，但统归于肾，为生命之源。精充则化气生神，人体健而少病；精气衰少，则人体弱而多病。注意保精，在养生与防病治病中都具有重要意义。

气

中国传统医学的基本理论之一。中国古代哲学认为气是构成宇宙的最基本物质，它处于不断的运动变化之中，自然界万物的生长化收藏、寒暑的更替，都是气运动变化的结果。中国传统医学认为气是构成人体、维持人体生命活动的最基本物质，人体脏腑、诸窍、精、气、血等都是由气聚而成的有形之质，而元气、宗气、卫气等无形之气，则具有推动脏腑的功能活动等作用，如通过呼吸与自然界交换气体、推动血与津液的运行输布、促进饮食物的消化吸收并排出糟粕等。气属阳，有推动、营养、气化、温煦、固摄、防御等作用。气的运动称为气机。升降出入为气的运动形式，气的病理变化主要有气虚、气滞、气陷。

气与精、血、津、液是维持人体生命活动的物质，它们之间关系密切。气与精可以互相化生，精能化气，气能生精。气与血之间，气可以推动血液运行，还可以统摄血液而不溢于脉外，并可化生血液。血又可以载气而行，布达全身，并可生气。气血津液之间，气可推动津液运行与布散，还可以化生津液；而津液大量流失，又可使气随液脱，损耗人身之气。人身之气充盛，是保持精、血、津、液充盛并发挥其功能的重要条件。在治疗精、血、津、液病症时，往往注重调补人身之气，如益气生精、益气养血、益气摄血、益气活血、益气行水、益气生津等均是常用的治法。

血

由水谷精微所化生、通过脏腑的气化作用变化而成，并在脉管中循环运行的红色体液。它是构成人体、维持生命活动的基本物质之一，具有营养和滋润的作用。血与气须臾不可分离，其生成和循行与气、精、津液等物质及脏腑功能攸关。血液充盈脉中，周流适度，则内而脏腑、外而四肢百骸得其濡养，保持人体健康的状态。血液亏虚则脏腑功能衰减，主要出现虚、寒、热、瘀等病理变化。治疗血的病变必须从脏腑和气、精、津液等有关方面入手。

津液

中医学中人体一切正常水液的总称。包括各组织器官的内在体液和分泌物，如胃液、肠液、唾液、关节液等，习惯上也包括代谢产物中的尿、汗、泪等。津液以水分为主体，含有大量的营养物质，是构成和维持人体生命活动的主要物质之一。各种津液因性质、分布和功能不同，又分为津和液两类。将存在于气血之中，散布于皮肤、肌肉、孔窍并渗入血脉，清而稀薄，流动性较大，具有湿润作用的称为津；将灌注于关节、脏腑、脑髓、孔窍等组织，稠而浓浊，流动性较小，具有滋养作用的称为液。津与液二者本质相同，均来源于饮食水谷，二者相互影响，相互转化，故往往津液并称。津液的生成、输布、排泄过程很复杂，涉及多个脏腑的生理活动。如胃的受纳，小肠的吸收，脾的转输，肺的宣发肃降、通调水道，肾的蒸腾气化，三焦为通道等。津液主要有滋润和濡养的功能，如润泽浅表的皮毛、肌肉，滋润深部的脏腑，充养骨髓和脑髓，润滑眼、鼻、口等孔窍，滑利关节等。如果津液的输布、排泄失常，就会滋生水饮，或酿生痰浊，出现一系列病理变化。

神

中医理论对人的精神、意识和思维活动的总称。也是人体生命活动的体现。它通过目光表情、面容体态、动静谐调、语言气息和整体的色泽及形象、对刺激的应答以及生命机能的各种信息表现出来。精神依附于人的形体而存在，即中医学所称形神合一。临床上通过察识，可辨别病人的精神意识和思维状况，判断疾病的预后。

天

中国古代思想家用以表示苍苍太空、最上主宰、最高存在或不假人力的自然状态的范畴。中国古代的思想传统中，天是一个含义极为丰富的概念。古时有人把"天"作为某种宇宙原则和人类道德的根源与范本。这可以称作义理之天或道德之天。孟子以"诚"为天道，认为"尽其心者，知其性也；知其性，则知天矣"。这种观念后来成为儒家一种主导性的观念。北宋程颢明确说："天者理也。"他所说的"理"指道德准则，他眼里的"天"是道德原则的合理性的根据。他所说的"天"还含有实体性的存在的意义，在此意义上可称为物质之天。孔子说："天何言哉？四时行焉，百物生焉，天何言哉？"（《论语·阳货》）荀子在《天论》中亦称："天行有常，不为尧存，不为桀亡。"他们相信天是由气构成的自然界，是自然事物存在的法则。天又指与人相对、不借助于人力的自然存在，是客观事物的本来状态。

《庄子·秋水》说："牛马四足，是谓天；落马首，穿牛鼻，是谓人。"天和人的关系是中国古代思想家所关注的核心问题之一。

腠理

中医学理论泛称人体皮肤、肌肉、脏腑的纹理及皮肤、肌肉间隙交接处的结缔组织。《素问·疟论》说："故风无常府，卫气之所发，必开其腠理，邪气之所合，则其府也。"腠，又称肌腠，即肌肉的纹理或肌纤维间的空隙；理，即皮肤纹理或皮肤上的缝隙。唐代王冰注："腠，为津液渗泄之所；理，谓文理逢会之中。""腠理，皆谓皮空及纹理也。"因而可以认为，肌肉和皮肤的间隙相互沟通，共称为腠理。腠理是渗泄体液、流通气血的门户，有抗御外邪内侵的功能。

腠理是外邪入侵人体的门户。腠理致密可提高人体抗病能力，防止外邪入侵。若腠理疏松或腠理不固，则风寒外邪易于侵袭人体，发作感冒等病症；腠理闭郁，则毛窍闭塞，肺气不宣，卫气不得外达，在表的风寒之邪难出，可引发恶寒发热、无汗等。

五轮八廓

中国古代医家阐述眼与脏腑相互关系并指导眼病诊治的两种学说。在临床观察的基础上，把眼部的有关征象分别融附于五行、八卦衍化而来。五轮指风轮、气轮、肉轮、血轮、水轮，是将眼划分为 5 个部位，分属于不同的脏腑，从而把眼局部与脏腑统一成为一个整体，用以说明眼的生理、病理现象，指导眼病的辨证论治。八廓是将白睛按八卦的部位划出 8 个不同的方位，而后各隶属于六腑、心包和命门。当眼睛发病时，可通过观察白睛呈现的血脉丝络的方位及其色泽、粗细、多寡等，为眼病的辨证论治提供依据。五轮与八廓既有区别又有联系，故一般通称为五轮八廓。这两种学说过去对中医眼科曾起过积极的作用，但随着时代的发展，五轮在临床上尚有某种参考意义，八廓则因历代医家在部位划分、脏腑分属上极不统一且相互矛盾，很难指导临床，故已很少应用。

五轮 在现存医籍中以宋代《太平圣惠方》的记载为最早。历代多数医家认为其理论依据源于《灵枢·大惑论》，论中指出："五脏六腑之精气，皆上注于

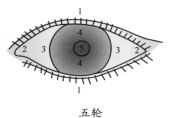

五轮

目而为之精，精之窠为眼……肌肉之精为约束……上属于脑，后生于项中。"指出了眼的各个部位与脏腑的内在联系。在分属关系上，历代观点虽有差异，但大体是一致的，即胞睑属脾胃为肉轮，内外两眦属心和小肠为血轮，白睛属肺和大肠为气轮，黑睛属肝胆为风轮，瞳神属肾与膀胱为水轮，合称五轮。所谓轮者乃比喻眼睛圆而转动似车轮之意。五轮之说的实用价值虽有医家反对，如明代张景岳等，但由于它强调眼与脏腑密不可分，轮之有病多由脏腑功能失调所致，在临床上通过观察各轮外显症状推断相应脏腑的内蕴病变，因而对眼病的辨证深入了一步。但限于五轮之说创立时的历史条件和科学水平，不当之处难免，例如白睛发黄，病位虽在气轮，而病之本不在肺，多系脾胃湿热蕴蒸所致。再如水轮病变，绝非皆用补肾之剂所能包治，故临证之际既要详查眼之五轮，又不可拘泥五轮，而应从整体出发，望、闻、问、切四诊合参，现代可借助各方面的检查，进行综合分析，才能取得满意疗效。

八廓 "廓"取城郭护卫之意。首见于宋元间的《秘传眼科龙木论》所附《葆光道人眼科龙木集》。明代以后，八廓在名称等方面一直混乱无章，除天、风、火、地4廓说法一致外，其他均有分歧，特别是山廓就有五种不同的说法。至于八廓的部位在《世医得效方》《银海精微》《审视瑶函》《医宗金鉴》《银海指南》《医学入门》6部书中也不相同。而八廓的实用价值，在一些推崇八廓的眼科著作中，也很难找到实际应用的例子，仅在《审视瑶函》的"黄膜上冲"中运用此说，它使用泻阳明实热的通脾泻胃汤来治疗位于坎位的膀胱之病，殊不可解。且自八廓问世以来，反对者不乏其人，如张景岳、楼英、徐春甫、张璐等。

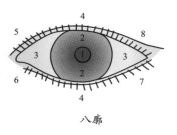

八廓

经络

中医学理论中人体气血运行的通道，经脉与络脉的总称。起着沟通内外、贯穿上下、联系左右前后，网络周身的作用。将外在筋、脉、肌、皮、五官、九窍

学点儿中医 中国传统医学

与内在的五脏六腑等联成统一的有机整体。凡人体内行于深层、纵行、较大的主干脉为经脉，行于浅层、横行、较小的分支脉为络脉。

经脉又名正经，包括十二经脉、十二经别和奇经八脉。络脉又名别络，包括较大一些的十五络脉及其分出的网络周身各部的细小络脉，名为孙络；浮现于体表的细小分支，名为浮络。根据十二经脉气血流注所分布的部位，将全身筋肉分成十二群，名为十二经筋；将全身皮肤划分为十二分区，名为十二皮部。这样则由经脉、络脉、经筋、皮部组成了人体的经络系统。经络系统是中医学阐述人体功能结构的重要内容。它沟通内外，外在经络系统受病能够定向地传变于相关的脏腑；内在脏腑受病必然定向地反映于相关的经络。脏腑是生化气血之源，经络为运行气血之道，二者是统一的整体，不可分割。《素问·调经论》称："五脏之道，皆出于经隧（经络），以行血气。血气不和，百病乃变化而生，是故守经隧焉。"所以经络能够"决死生，处百病，调虚实，不可不通"（《灵枢·经脉》）。

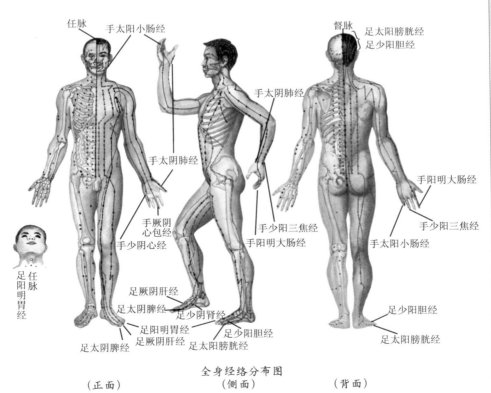

全身经络分布图

（正面）　（侧面）　（背面）

病因

导致人体发生疾病的原因。中医学认为，疾病的发生是致病因素作用于人体后使正常的生理活动遭到破坏，导致脏腑经络、阴阳气血功能的失调所造成。病因可分为六淫（风、寒、暑、湿、燥、火）、七情（喜、怒、忧、思、悲、恐、惊），以及饮食不当、劳逸过度、性生活不节（房劳）、跌仆金刃外伤、虫兽所伤、疠气等。此外，由于脏腑和气血津液运行失常而产生和形成的某些病理性产物，也可成为新的病因，引致另一些疾病的发生，如痰饮和瘀血。临床对病因的辨识，一般是通过对患者的症状、体征分析推求而来，为治疗用药提供依据，这种方法被称为审证求因或辨证求因。

病机

中医学中疾病发生、发展和变化的机理。即致病因素作用于人体，破坏了人体阴阳的相对平衡后所出现的各种病理变化。病机是医者透过错综复杂的临床表现，经过仔细分析，根据阴阳的消长、病邪的进退、病变所在的脏腑经络以及气、血、津液失调的具体情况而归纳出来的，反映了病症变化的关键，是决定治疗法则、处方用药的前提。故中医治病以审察病机为先，辨证论治以谨守病机为至真要之理。诚如《素问·至真要大论》所言："谨守病机，各司其属，有者求之，无者求之，盛者责之，虚者责之，必先五胜，疏其血气，令其调达，而致和平。此之谓也。"精辟地论述了病机及病机理论指导临床实践的重要性。

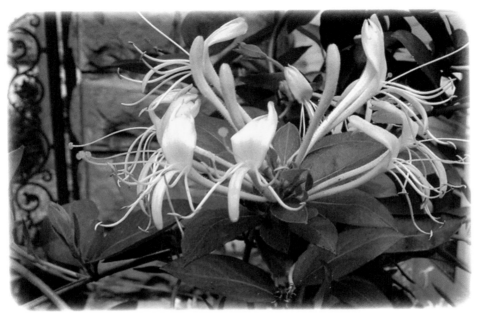

第二章　古代中国人离不开的中药

　　本章概要性介绍古代中国人使用的各类传统中药等方面的内容。本章内容仅供读者了解传统医学，实际使用应咨询专业人士，处方药应遵医嘱，并注意用药安全。

［一、解表药］

　　以发散表邪、解除表证为主要作用的一类中药。又称发表药。

　　功用　此类药物质轻升浮，辛散轻扬，能促进人体发汗或微发汗，使表邪透散于外，达到治疗表证，防止表邪内传，控制疾病传变的目的。部分解表药还有宣毒透疹、宣肺化痰、止咳平喘、利尿消肿、祛风除湿、通痹止痛、透散毒邪、解表消疮、清利头目、利咽消肿等作用。

　　分类和适应证　根据药性及适应证的不同，解表药可分为辛温解表药和辛凉解表药两类。①辛温解表药。辛以散风，温可祛寒，故有发散风寒的作用。又称发散风寒药。主要用于恶寒发热、无汗头痛、肢体酸痛、鼻塞涕清、喉痒咳嗽、苔薄白、脉浮紧或浮缓的风寒表证。常用药有桂枝、紫苏叶、荆芥、防风、羌活、藁本、白芷、苍耳子、鹅不食草、生姜、葱白、香薷、胡荽、柽柳等。②辛凉解表药。辛以散风，凉可祛热，故有发散风热的作用。又称发散风热药。主要用于发热恶寒、头痛目赤、咽痛口渴、舌尖红、苔薄白、脉浮数的风热表证，及温病初起、邪在卫分者。常用药有薄荷、牛蒡子、蝉蜕、菊花、桑叶、蔓荆子、淡豆豉、葛根、升麻、柴胡、浮萍等。此外，某些解表药还可用治表邪外束，麻疹不透；肌肤有湿，复感表邪，风疹瘙痒；肺失宣降，咳嗽气喘；风邪袭表，肺失宣降，风水水肿；风寒湿痹，肢节疼痛，痈疽初起，兼有表证；风热上攻，眩晕目赤，咽喉肿痛等。

桂枝

常用发散风寒、温经助阳中药。始载于《神农本草经》。为樟科植物肉桂的干燥嫩枝。味辛、甘，性温。归心、肺、脾、膀胱经。可行里达表，温通一身之阳气，功能主要为温通助阳。一善助阳扶卫、发散风寒，既治风寒表虚有汗者（配芍药），又治风寒表实无汗者。二善温通经脉、散寒止通，既治风寒湿痹（多用于上肢及肩臂痹痛），又治寒凝经脉所致妇女月经不调、痛经、经闭、产后腹痛，以及身痛、冻疮等。三善温助心、脾、肾阳气，用治心阳不振之心悸、脾阳不运之痰饮和中焦虚寒之脘腹冷痛，以及膀胱气化不利之小便不利、水肿等。煎服用量3～9克；外用适量。凡外感热病、阴虚火旺、血热妄行等均当忌用。孕妇及月经过多者慎用。

薄荷

唇形科薄荷属一种。多年生草本植物。一种芳香作物。中国大部分地区以及朝鲜、韩国、日本、俄罗斯均有分布，巴西、北美洲也有栽培。中国用薄荷入药始见于《唐本草》。主要产区在江苏、江西、浙江、湖南等省。中国是薄荷油、薄荷脑的主要输出国之一。

薄荷茎高30～60厘米。单叶对生，长圆状披针形，边缘有粗锯齿，表面有微柔毛及腺点。轮伞花序腋生，秋季开紫、淡红或白色花朵，花冠唇形，喉部以下被微柔毛。小坚果卵形。适宜温暖、湿润、阳光充足的环境和肥沃、排水良好的砂质壤土。忌连作。实生苗变异很大，多用优良品种的无性系分株或扦插繁殖。

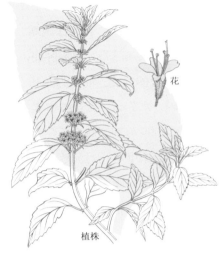

薄荷形态

　　薄荷的新鲜茎叶中含薄荷油0.8%～1.0%，干燥茎叶含1.3%～2.0%，又称薄荷原油，可用蒸馏法提取。油的主要成分为L-薄荷脑，约占77%～87%，其他尚有10%～20%的L-薄荷酮和1%～6%的醋酸薄荷酯。薄荷油经分馏冷冻、结晶，可提取薄荷脑，剩余的油称薄荷素油，其中仍含薄荷脑约55%。薄荷油、薄荷脑可用以配制清凉油、薄荷锭等夏令药品，也是食品、化妆品的赋香料。薄荷茎、叶入药有祛风散热、止痛、健胃和祛痰的作用，主治感冒、头痛、咳嗽、咽喉肿痛等。

菊花

　　常用解表药。别名节华、金精、甘菊、真菊、金蕊、甜菊花、花菊。始载于《神

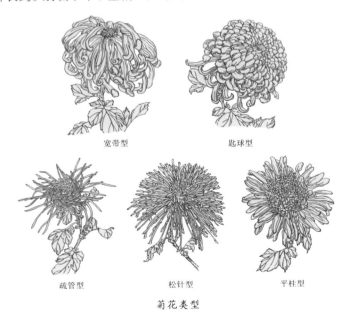

宽带型　　　　匙球型

疏管型　　　松针型　　　平柱型

菊花类型

农本草经》。为菊科植物菊的干燥头状花序。因用其花，故名。

菊花味辛、甘、苦，性微寒。归肺、肝经。功用散风清热，平肝明目。主治风热感冒，头痛眩晕，目赤肿痛，眼目昏花等。

菊花含挥发油，油中为龙脑、樟脑、菊油环酮等，此外，尚含有菊甙、腺嘌呤、胆碱、水苏碱、微量维生素 A、维生素 B$_1$、氨基酸及刺槐素等。1∶1～1∶5 菊花水浸剂或煎剂，对金黄色葡萄球菌、多种致病性杆菌及皮肤真菌均有一定抗菌作用；高浓度时，对流感病毒和钩端螺旋体也有抑制作用。菊花制剂有扩张冠状动脉，增加冠脉血流量的作用，并具有降压作用，还能抑制毛细血管通透性而有抗炎作用；菊花浸膏灌胃，对人工发热家兔有解热作用，此作用与其对中枢神经系统的抑制有关。

凡风热感冒发热头痛者，宜配桑叶、连翘、薄荷。肝火上攻、目赤肿痛，可配桑叶、决明子、龙胆草、夏枯草。肝肾不足，目暗昏花，宜配枸杞子、熟地黄、山萸肉同用。肝热头痛眩晕配夏枯草、钩藤、珍珠母。疔疮肿毒宜配金银花、甘草。

柴胡

常用疏散退热中药。始载于《神农本草经》。为伞形科植物柴胡（北柴胡）或狭叶柴胡（南柴胡）的干燥根。味苦、辛，性微寒。归肝、胆经。一善透邪退热，用治感冒发热（多制成注射液）、邪在少阳之寒热往来（配黄芩）。二善疏肝解郁，用治情志抑郁、肝郁气滞所致胸胁胀痛、月经不调。三能升举阳气（多配黄芪、升麻等），用治气虚下陷所致脘腹重坠作胀，久泻脱肛，以及子宫、肾等脏器脱垂。此外，兼能退热截疟，用治疟疾寒热。一般煎服用量 3～15 克。透邪退热宜生用，且用量可偏大；疏肝解郁宜醋炙；升举阳气可生用或酒炙，用量宜偏小。因药性升散，故肝阳上亢、肝风内动、阴虚火旺及气机上逆者忌用或慎用。

［二、清热药］

以清解里热为主要作用的一类中药。

功用 此类药物寒凉泻热、苦寒清解、作用偏里，能使深入气血、内蕴脏腑的实火热毒以及湿热之邪得以清解消散，有泻火、凉血、解毒、燥湿及退虚热等功效，以治疗里热证为目的。部分清热药还兼有疏散风热、明目退翳、化痰散结、利胆退黄、生津止渴、滋阴润燥、活血化瘀、凉血止血、杀虫止痒、利水通淋、祛暑截疟等作用。

分类及适应证 根据药性及适应证的不同，一般分为清热泻火药、清热燥湿药、清热凉血药、清热解毒药和清虚热药5类。①清热泻火药。以清泻气分实热及肺、胃、肝经实火为主要作用。主要用于大热、大渴、大汗、脉洪大有力的气分实热证，以及肺热喘咳、胃火牙痛、肝火目赤等。常用药有石膏、知母、栀子、芦根、天花粉、竹叶、寒水石、夏枯草、谷精草、密蒙花、青葙子、千里光、炉甘石等。②清热燥湿药。寒能清热，苦以燥湿，故有清热燥湿及泻火解毒的作用。主要用于湿热蕴结所致的黄疸、泻痢、带下、淋痛、热痹，以及实火热毒引起的目赤、咽肿、疮痛、疔毒等。常用药有黄芩、黄连、龙胆草、苦参、白鲜皮、秦皮等。③清热凉血药。多为咸寒之品，咸以入血、寒能清热，故有清解血分热毒的作用。主要用于热入心包、内陷营血的血分实热证。见高热不退、斑疹吐衄、神昏谵语、舌绛而干。常用药有水牛角、生地黄、玄参、牡丹皮、赤芍、紫草等。④清热解毒药。多为苦寒清解之品，于清热泻火之中兼有解毒散结的作用。主要用于实火热毒所致的痈肿疔毒、喉痹痄腮、目赤咽痛、斑疹丹毒、热毒血痢、肺痈肠痈，以及蛇虫咬伤、癌肿等。常用药有金银花、连翘、蒲公英、紫花地丁、蚤休、大青叶、板蓝根、青黛、鱼腥草、红藤、败酱草、马齿苋、鸦胆子、白头翁、四季青、射干、马勃、山豆根、土茯苓、白蔹、漏芦、垂盆草、穿心莲、半边莲、半枝莲、白花蛇舌草、山慈姑、金荞麦、拳参、绿豆、葎草等。⑤清虚热药。多为甘寒之品，主入肝肾二经，故有清退虚热的作用。主要用治肝肾阴亏、虚热内扰所致的午后发热、五心烦热、口燥咽干、遗精盗汗、舌红少苔，以及热病后期邪热未尽、伤阴劫液、夜热早凉、热退无汗等。常用药有青蒿、白薇、地骨皮、银柴胡、胡黄连等。此外，某些清热药还用治风热感冒、目赤翳障、肺热咳嗽、瘰疬痰核、湿热黄疸、血瘀经闭、津伤口渴、内热消渴、风疹湿疹、疥癣麻风、血热妄行、暑热烦渴、疟疾寒热、热淋血淋、水肿胀满等。

石膏

化学组成为 $CaSO_4 \cdot 2H_2O$，晶体属单斜晶系的含水硫酸盐矿物。又称二水石膏或生石膏。在中国药典中又有细理石、冰石、软石膏、寒水石、玄精石等之称。英文名称来自希腊文 gypsos；但源于阿拉伯语 jibs，意思是"涂墙的灰浆或熟石灰"。

常用清热泻火药。始载于《神农本草经》。石膏有软、硬两种，中医中的石膏为软石膏。

石膏味甘、辛，性大寒。归肺、胃经。生用清热泻火，除烦止渴。主治热病壮热、神昏谵语、汗出心烦、口渴欲饮、唇干咽燥、热毒斑疹、肺热喘咳、偏正头痛、胃火牙痛、口舌生疮、中暑、消渴等，凡病属实热证者均可使用。

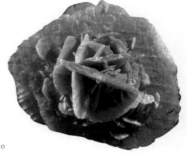

石膏

生石膏的主要成分为含水硫酸钙，常有黏土、砂粒、有机物、硫化物、铁盐、镁盐等杂质混入。煅石膏为无水硫酸钙。石膏药理实验的结果尚不一致。有报道，石膏内服在胃酸作用下部分变为可溶性钙盐，至肠吸收入血，能增加血清内钙离子浓度，可抑制神经应激能力、减低骨骼肌兴奋性、缓解肌肉痉挛，并能减少血管通透性，故有解热、镇痉和消炎作用。有人测定，石膏与其他中药配合加水煎煮时，大多数均比单味石膏具有镇静、解热等许多重要的药理作用。煅石膏外用，有收敛黏膜、减少分泌的作用。

阳明热盛、高热烦渴、汗出、脉洪大者，常配知母等以泻火滋燥；温病气血两燔、高热、昏谵、发斑者，常与生地、丹皮、玄参配伍，以清气凉血、解毒消斑；温热病后期、余热不退、心烦口干者，可配竹叶、麦冬等，清其余热、除烦止渴；若为感冒高热，亦可与金银花、薄荷、蝉衣等同用；胃火上攻之头痛、牙痛，可与黄连、大黄、丹皮等清热泻火药同用；阴虚胃热之齿龈肿痛，则与知母、熟地黄、牛膝相配，滋阴清热、引火下行。煅石膏清热之力稍逊，但具有生肌敛疮、收湿止血之效，多供外用。主治疮疡溃后，或滋水较多，或脓腐已净而久不收口，以及皮肤湿疹、汤火烫伤、外伤出血等，能使疮面减少渗出、防止感染，促进愈合。内服用量，生石膏 15～60 克，宜打碎先煎；大剂量可用 180～240 克；煅石膏外用研末，与其他药配合撒敷。脾胃虚寒及血虚、阴虚发热者忌服。

黄连

毛茛科黄连属的一种。又称川连、味连、鸡爪黄连。多年生常绿草本植物。以根状茎入药。因其根如连珠而色黄，故名。主要产于中国四川、湖北、陕西等省。株高 15～25 厘米。根状茎黄色，常分枝成簇生状，形如鸡爪，节多而密，生多数须根。复叶基生，叶片卵状三角形，3～5 全裂，裂片再作羽状深裂。春季开黄绿色花，2 歧或多歧聚伞花序，有花 3～8 朵。春末夏初结蓇葖果。种子长椭圆形，褐色。喜冷凉潮湿气候。用种子繁殖，直播或育苗移栽均可。生长期间均须搭棚遮荫，荫蔽度保持在 70％以上，但可逐年减少。注意防治白粉病、炭疽病。栽培 5 年后采收。

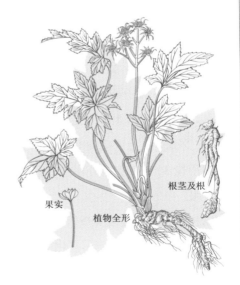

根茎及根

果实

植物全形

三角叶黄连

根状茎有泻火解毒、清热燥湿功效，可治时行热毒、高热烦躁、泄泻痢疾、口疮、痈疽疔毒等。有抑菌及抗病毒、抗原虫作用，并能降低血压，扩张冠状动脉。黄连含小檗碱、黄连碱等多种生物碱，另含黄柏酮、黄柏内酯等成分。

同属中尚有三角叶黄连，又称雅连、峨眉连，主产于四川；云南黄连又称云连，主产于云南。其根状茎也供药用。

黄芩

常用清热燥湿、泻火解毒中药。始载于《神农本草经》。为唇形科植物黄芩的干燥根。味苦，性寒。归肺、大肠、胃、肝、胆经。作用偏于肺与大肠，善清肺胆之火及上焦实热，除上中焦湿热，兼入血分而凉血。一善清热燥湿，用治湿温、暑湿之胸闷不舒、恶心呕吐、舌苔黄腻者，湿热中阻之痞闷、湿热黄疸、泄泻、痢疾、淋痛，以及湿热疮疹等。二善泻火解毒，用治少阳寒热（常配柴胡），肺热咳喘，上焦实热之高热烦渴、面赤唇燥、咽喉肿痛等；兼治痈肿疮毒。三能凉血止血，用治血热妄行所致吐血、衄血等。四能清热安胎，用治胎热不安。煎服用量 3～9克，或入丸、散剂。清热多生用，安胎多炒用，止血多炒炭用，清上焦热多酒炒用。黄芩又分枯芩即生长年久的宿根，善清肺火；条芩（子芩）为生长年少的子根，善清大肠之火、泻下焦湿热。黄芩苦寒伤胃，故脾胃虚寒者不宜使用。畏丹皮、丹砂、藜芦。

栀子

常用的清热泻火中药。始载于《神农本草经》。为茜草科灌木植物栀子的干燥成熟果实。味苦，性寒。归心、肝、肺、胃、三焦经。既能入气分泻火除烦，又能入血分凉血解毒，具有气血双清的特点。一善泻火除烦，用治热病心烦：证属热郁胸膈者，常配豆豉；证属火毒炽盛之高热神昏者，常配黄连、黄芩。二善清热利湿，用治肝胆湿热郁蒸之黄疸（常配茵陈、大黄），脾胃湿热上熏之口疮、口臭，以及膀胱湿热下注之热淋、血淋等。三善凉血解毒，既治血热妄行之吐血、衄血、尿血，又治疮疡肿毒。此外，栀子还能清热凉血、消肿止痛，用治跌打瘀肿。煎服用量 3～10 克；外用生品适量，研末调敷。因栀子苦寒伤胃，故脾虚便溏者忌服。

栀子入药，除果实全体入药外，还可果皮、种子分开使用。栀子皮（果皮）善达表而去肌肤之热，栀子仁（种子）善走里而清内热。生栀子走气分而泻火，焦栀子入血分而凉血止血。

金银花

常用清热解毒中药。又称忍冬。始载于《履巉岩本草》。为忍冬科植物忍冬、红腺忍冬、山银花忍冬或毛花柱忍冬的干燥花蕾或初开的花。味甘，性寒，质轻，其气芳香。归肺、心、胃经。为清解疏散之品。功善清热解毒，疏散风热。一为治一切内痈、外痈之要药，凡阳证痈肿疔疮无论初起兼表或中期热毒炽盛者皆宜。二善治外感风热或温病初起之发热微恶风寒、头痛、咽痛、口渴、脉浮数（常配连翘）。金银花善清心胃热毒，又有透热转气之功，配入水牛角、生地、黄连等清营解毒养阴药中，可用治热入营分之身热夜甚、时有谵语、斑疹隐隐、舌绛而干等。炒炭能清热解毒、凉血治痢，用于热毒血痢；制露能清解暑热，用治暑热烦渴。煎服用量 6～15 克。凡脾胃虚寒及气虚疮疡脓清者忌用。

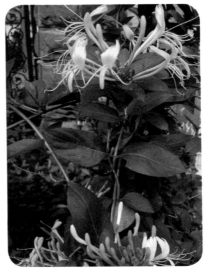

金银花

连翘

常用清热解毒中药。始载于《神农本草经》。为木犀科植物连翘的干燥果实。味苦，性微寒。归肺、心、小肠经。功善清热解毒、消痈散结、疏散风热。一为"疮家圣药"，用治痈肿疮毒、瘰疬痰核、乳痈、肺痈。二善治外感风热或温病初起之发热微恶风寒、头痛、咽痛、口渴、脉浮数（常配金银花）。连翘在清热解毒的同时，又有透热转气、清心泻火之功，配入水牛角、生地、黄连等清热解毒养阴药中，可用治热入营分之身热夜甚、时有谵语、斑疹隐隐、舌绛而干等；用连翘心与麦冬、莲子心等配伍，尚可用治温热病热入心包所致高热神昏等。此外，取连翘清心利水之功，亦用治热淋涩痛。煎服用量 6～15 克。脾胃虚寒及气虚脓清者不宜使用。

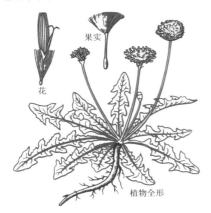

果实

花

植物全形

蒲公英

蒲公英

常用清热解毒中药。始载于《新修本草》。为菊科植物蒲公英及其同属多种植物的带根全草。又称黄花地丁。鲜用或生用。味苦、甘，性寒。归肝、胃经。功能清热解毒，消肿散结，利湿通淋。主治痈肿疔毒、乳痈及各种内痈，尤以治乳痈为佳，以及湿热黄疸、热淋涩痛。兼治咽喉肿痛，鲜品外敷可治毒蛇咬伤。此外，还能清肝明目，用治肝火上炎之目赤肿痛。煎服用量10～15克，鲜品可用30～60克。用量过大可致缓泻，故脾虚便溏者慎服。

牛黄

名贵熄风、开窍中药。别名犀黄。始载于《神农本草经》。为牛科动物黄牛的胆囊、胆管或肝管的结石。味苦，性凉，其气芳香。归心、肝经。功能熄风止痉，清心凉肝，化痰开窍，清热解毒。一善治温热病热盛动风之高热神昏、惊厥抽搐等。二善治温热病热陷心包或中风、小儿惊风、癫痫等属痰热内闭心包所致高热烦躁、神昏谵语、口噤舌謇等。三善治热毒郁结之咽喉肿痛、口舌生疮、牙疳、痈疽疮疡肿毒及乳岩、瘰疬等。内服用量0.15～0.3克，研末入丸、散剂，不入汤剂。外用适量，研末敷患处。孕妇慎用。

20世纪50年代，中国研制出人工合成牛黄，系用牛、羊或猪的胆汁提取物配制而成。

板蓝根

常用清热解毒中药。始载于《本草纲目》。为十字花科植物菘蓝的根或爵床科植物马蓝的根及根茎。味苦，性寒。归心、胃经。功能清热解毒，利咽散结，凉血消肿。一善治外感风热或温病初起之发热、头痛兼有咽痛等，以及肺胃热盛或风热郁肺之咽喉红肿疼痛。二善治温毒发斑、痄腮、丹毒、痈肿疮毒、大头瘟等多种热毒炽盛之证。煎服用量9～15克。外用适量，煎水洗或研末调敷。体虚而无实火热毒者忌服，脾胃虚寒者慎服。

现有板蓝根冲剂，用治病毒性感冒、急性扁桃体炎、急性咽炎、流行性腮腺炎等属热毒所致者，并可预防流行性感冒、小儿麻疹等。每袋重12克，成人每服1袋，每日2次；小儿减半。

青蒿

常用清热中药。始载于《神农本草经》。菊科植物黄花蒿的干燥地上部分。味苦、辛，性寒，气香。归肝、胆经。为清凉兼透散之品。一善清透虚热、凉血除蒸，用治温邪伤阴、邪伏阴分之夜热早凉、热退无汗（常配鳖甲）或热病后低热不退，以及阴虚发热，劳热骨蒸。二善清热化湿，用治寒热如疟、胸胁胀疼、吐酸苦水、舌红苔腻等少阳湿热证（常配黄芩）。三能清解暑热，用治外感暑热所致头昏头痛、发热口渴等。四能截疟，用治疟疾寒热。煎服用量 6～12 克，不宜久煎；鲜用绞汁服。脾胃虚寒、肠滑泄泻者忌服。

［三、泻下药］

以滑利大肠、通利大便、引起腹泻为主要作用的一类中药。

功用 此类药物的主要作用是通利大便，以清除胃肠积滞燥屎及其他有害物质；或清热泻火，使热毒火毒通过泻下得到缓解；或逐水退肿、化饮涤痰，使水湿痰饮从大小便排出。部分泻下药兼有清利湿热、消积导滞、破血逐瘀、解毒散结等作用。

分类及适应证 由于泻下药自身药性的不同，其作用强弱、毒性大小及适应证也有所不同，可分为攻下药、润下药和峻下逐水药3类。①攻下药。多为苦寒之品，既能通便，又能泻热，攻下力较强。主要用于高热不退、腹满胀痛、大便不通的里实热证，以及火毒内盛所致的目赤肿痛、咽肿口疮、疮痛疔毒、血热吐衄等。常用药有大黄、芒硝、番泻叶、芦荟等。②润下药。多属植物种仁，富含油脂、质地润滑，故有滑利大肠、润燥通便的功效。因其作用缓和，部分药物兼有润养之功，故常用于年老、久病、产后津血亏虚引起的肠燥便秘。常用的药有火麻仁、郁李仁等。③峻下逐水药。作用猛烈、多有毒性，能引起强烈腹泻，使大量水湿痰饮之邪由大便排出，有峻下逐水之功。主要用于胸腹积水、痰饮积聚、喘满气促、肺气壅实、二便不通、脉沉有力、形气俱实的水肿痰饮实证。常用药有甘遂、京大戟、红大戟、芫花、牵牛子、商陆、千金子、巴豆、泽漆、狼毒、腹水草、鸢尾等。此外，某些泻下药还可用治湿热积滞、泻痢腹痛、肝胆湿热、身目发黄；疮痈疔毒、肠痈腹痛、瘀血闭经、外伤瘀肿、食积虫积、小儿疳积、面黄肌瘦等。

大黄

蓼科一属。多年生草本植物。分布中国西南山区，现多为栽培种。根状茎及根供药用。栽培种主要为掌叶大黄，次为唐古特大黄和药用大黄。为中国主要出口药材之一。掌叶大黄茎中空，高 2 米左右。根状茎及根部肥厚，黄褐色。基生叶有长柄，叶片广卵形，掌状半裂；茎生叶互生，具膜质鞘状托叶。圆锥花序，顶生，开淡黄色花。瘦果有三翅。唐古特大黄为变种，叶片深裂，裂片窄长。药用大黄的叶片则为浅裂，裂片呈宽三角形。

大黄根状茎含大黄酸、大黄素、大黄酚、芦荟大黄素、大黄素甲醚等游离蒽醌衍生物，均无致泻作用。另含以上物质的葡萄糖苷及番泻叶苷 A、B、C 等结合状蒽醌衍生物，均有致泻作用。此外，尚含鞣质等。大黄根状茎及根有清热泻下、破积去瘀、抗菌消炎等作用。生用为峻下药，炮制后使用为缓下药。炒炭后又可用于止血。小剂量服用时有健胃、收敛作用。

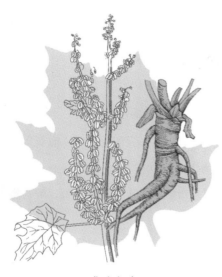

掌叶大黄

芒硝

常用泻下药，别名盆硝。始载于《名医别录》。为硫酸盐类矿物芒硝加工而成的精制结晶。因形似麦芒，故名。

纯品芒硝药材呈棱柱状，长方形或不规则的结晶，两端不整齐，大小不一，白色透明或类白色半透明。质脆易碎，断面呈玻璃样光泽，无臭，味咸。古本草有称马牙消者，即为芒硝，因其结晶形似马牙而得名。芒硝经自然风化或高温烘干，失去结晶状态而成白色粉末者，名风化硝，又称元明粉，亦供药用，其功效较芒硝和缓。

本品味咸、微苦，性寒。归胃、大肠经。功能泻下、清热、软坚。主治热积便秘、腹满胀痛、癥瘕积聚、痈肿、目赤、口疮、丹毒等。

芒硝主要含含水硫酸钠及微量氯化钠、硫酸镁、硫酸钙等。玄明粉含无水硫酸钠。硫酸钠口服后，可阻止肠内水分吸收。促进肠蠕动，将稀释的粪便排出。

治疗肠胃实热积滞、大便燥结不通，每与大黄同用以通便泻热，如积滞较甚、腹胀腹痛，可加配枳实、厚朴。如大便结久不通而体质较弱者，用芒硝加鲜萝卜同煮，待熟捞出，再加鲜萝卜同煮，如此 3～5 次，服其药汁，有通便而不伤正之优点。现代有人以本品配莱菔子治黏连性肠梗阻，配金钱草治胆结石，配茵陈治阻塞性黄疸等。外用能清热消肿，如外敷治乳痈初起或乳汁不通所致乳房肿硬热痛。如配以大黄、大蒜，加适量食醋捣烂外敷，可用于肠痈。目赤肿痛，可取芒硝适量，加 10 倍量开水溶化点眼，或煎汤熏洗。咽喉肿烂，口舌生疮，牙龈肿痛，可用芒硝配合冰片、硼砂等研末吹于患处。内服用量 10～15 克，以药汁或开水冲服。胃无实热，肠无燥屎者勿用，水肿、老年性便秘及孕妇忌服。

［四、祛风湿药］

以祛除风寒湿邪、治疗风湿痹证为主要作用的一类中药。

功用 此类药物辛散祛风，苦燥除湿，性温散寒，能祛除关节、经络等处的风寒湿邪，达到舒筋、通络、通痹止痛的目的。有的祛风湿药还有清热祛风、通络止痛及补肝肾、强筋骨的作用。部分祛风湿药兼有发汗解表、利水消肿、和中化浊、活血解毒、熄风定搐等作用。

适应证 祛风湿药多为苦温辛散之品，故有祛风散寒除湿之功。主要用于关节疼痛，肌肉麻木，肢体重着，遇寒加重、得暖痛减的风寒痹证；有些药物兼入肝肾，强筋壮骨，适用于风湿日久、肝肾亏虚所致的腰酸腿软、筋骨无力、肌肉萎缩、关节强直、半身不遂等风湿重证；部分药物祛风湿而性凉清热，主治风湿热邪流注于关节经络所致的风湿热痹，证见关节局部红肿热痛者。常用药有独活、威灵仙、秦艽、木瓜、蚕沙、臭梧桐、豨莶草、伸筋草、老鹳草、透骨草、马钱子等。其中有些药还可用治风寒表证，水肿胀满，暑湿吐泻，湿热疮毒，毒蛇咬伤，破伤风，痉挛抽搐等证。

独活

独活是常用祛风湿中药。始载于《神农本草经》。为伞形科植物重齿毛当归或毛当归的干燥根。切片，生用。味辛、苦，性温。归肾、膀胱经。功能祛风胜湿，散寒止痛，兼解表。此品偏下行入足少阴肾经，长于温散肾经伏风及寒湿。主治风寒湿痹尤以腰以下为佳，兼治肾经伏风头痛、风寒挟湿表证。亦常作少阴肾经之引经药。内服煎汤用量 6～10 克，亦可浸酒或入丸、散剂。阴虚血燥者慎服。

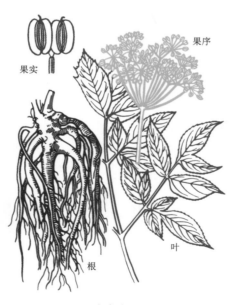

果实
果序
叶
根

重齿毛当归

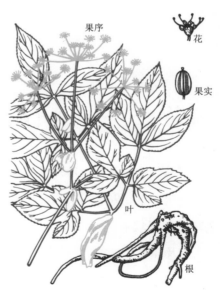

果序
花
果实
叶
根

毛当归

［五、芳香化湿药］

以化湿运脾为主要作用的一类中药。

功用　此类药物芳香醒脾、温燥化湿、辛散利气，有宣化中焦湿浊、健运脾胃、疏通气机、消胀除痞、化湿醒脾、开胃进食的作用。部分药还有散寒解表、祛暑除湿、和胃止呕、降气平喘、理气安胎、除痰截疟等作用。

适应证　芳香化湿药主要用于湿犯中焦，脾为湿困，运化失常引起的食少纳呆、倦怠乏力、胸闷脘痞、口甘多涎、便溏、苔腻等。常用的芳香化湿药有苍术、藿香、佩兰、砂仁、砂仁壳、白豆蔻、白蔻壳、草豆蔻、草果等。此外，某些芳香化湿药还可用治风寒感冒，恶寒无汗；暑湿表证；湿温初起；风湿痹证，关节疼痛；痰湿喘满；寒湿疟疾；妊娠呕吐；胎动不安等。

藿香

常用芳香化湿药。始载于《名医别录》。为唇形科植物广藿香或藿香的全草。味辛，气芳香，性微温。归脾、胃、肺经。具有芳香辛散而不峻烈、微温化湿而

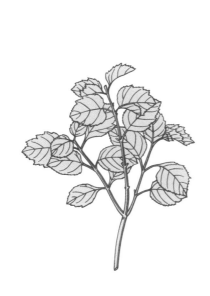

广藿香

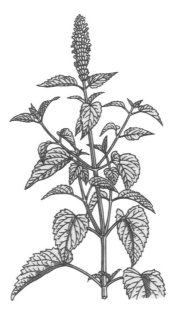

藿香

不燥烈的特点，为芳化湿浊、止呕之要药。功能芳香化湿，和胃止呕，祛暑解表。用治湿阻中焦之胸脘痞闷、食欲不振、恶心呕吐；暑季外感风寒、内伤饮食生冷所致恶寒发热、头痛、脘腹胀满、腹痛吐泻，以及暑温或湿温病初起。内服煎汤用量4.5～9克，不宜久煎。鲜品解暑化湿辟秽之功更佳，用量加倍，或入丸、散剂。外用适量。阴虚火旺，胃热作呕者忌用。

［六、利水渗湿药］

以通利水道、渗泄水湿为主要作用的一类中药。

功用　此类药物性平，甘淡渗泄。主入膀胱、脾、肾经。药性下行，能通畅小便、增加尿量、促进体内水湿之邪的排泄，故有利水渗湿的作用。有的药物性寒凉，又有清热利湿、止泻止痢止带、利胆退黄、通淋止痛、利尿排石等作用。部分药物兼有健脾止泻、行滞通乳、清热逐痹等作用。

分类及适应证　此类药根据其药性和作用的不同，可分为利水渗湿药、清热利湿药和利水通淋药3类。①利水渗湿药。主要用于脾不健运、水湿停留，肾及膀胱气化不行所致的水肿、小便不利、痰饮眩悸，以及水走大肠引起的水湿泄泻等。常用药有茯苓、猪苓、薏苡仁、蝼蛄等。②利水通淋药。主要用于热淋石淋、小便涩痛等。常用药有冬葵子、萹蓄、瞿麦、石韦、海金砂、金钱草、扛板归、蝼蛄等。③清热利湿药。主要用于湿热水肿、小便不利、湿热黄疸、赤白带下、湿热泻痢，湿温暑温等。常用药有车前子、车前草、滑石、萆薢、冬瓜皮、茵陈蒿、赤小豆、灯心草、地肤子、玉米须、鸭跖草等。此外，有些利水渗湿药还可用于脾虚泄泻、食少倦怠，产后乳少、乳汁不下，及风湿痹证、关节红肿等。

滑石

常用清热利湿药。别名画石。始载于《神农本草经》。为硅酸盐类矿物滑石的块状集合体。李时珍云："滑石性滑利窍，其质又滑腻"，故名。

滑石味甘淡，性寒。归胃、膀胱经。功能清热解暑、利尿通淋、外用收湿敛疮。

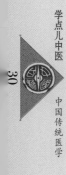

主要用于暑温、湿温、热淋、石淋，以及湿疮、湿疹、痱子等。

滑石的主要成分是含水硅酸镁，并常含铁、钠、钾、钙、铅等杂质。滑石内服能保护胃肠道黏膜，可消炎、镇吐、止泻。滑石粉能吸附化学刺激物或毒物，对皮肤和黏膜起保护作用。撒于创面形成被膜，可防止外来刺激，吸收分泌液，促进干燥结痂。

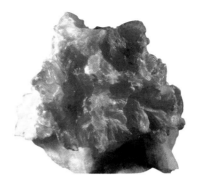

滑石

暑热汗出、口渴心烦、小便不利或呕吐泄泻，常与甘草同用，并随证加味。湿热黄疸配茵陈、山栀；湿热水肿配猪苓、泽泻；因热吐血、衄血配代赭石；水火烫伤配天花粉、冰片。与煅石膏、绿豆等研粉可制成爽身粉、痱子粉。凡热病津伤、肾虚精滑者忌服。

金钱草

常用利水渗湿中药。始载于《百草镜》。原名神仙对坐草。为报春花科植物过路黄的干燥全草。切段生用。味甘、咸，性微寒。归肝、胆、肾、膀胱经。为清利退黄排石之要药。一能清利湿热退黄，用治湿热黄疸。二能利水通淋排石，既善治石淋（尿路结石）、热淋，又善治肝胆结石，尤以泥沙样者效佳。三能解毒消肿，用治痈肿疔疮、毒蛇咬伤等。内服用量15～60克，鲜品用量加倍。如长期或大量服用，可产生头晕、心悸等反应。

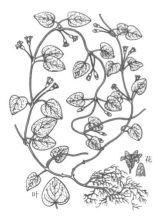

过路黄植株

金钱草品种较多，全国各地作金钱草用的植物尚有：唇形科植物活血丹（即连钱草），习称江苏金钱草；豆科植物广金钱草，习称广东金钱草；伞形科植物白毛天胡荽，习称江西金钱草；旋花科植物马蹄金，习称小金钱草。以上各药虽都可用于治疗结石症与肝胆疾病，但性能功用尚有差别。

茯苓

多孔菌科卧孔菌属一种。腐生真菌。又称松木薯、伏灵。中国西南、西北、中南、华东等地都有野生或栽培。日本、朝鲜、韩国、泰国等也有种植。菌丝体白色。由菌丝体组成菌核，重百克至数十千克，近球形或规则形，外皮薄，深褐色多皱纹，内部白色，近外皮处淡红色，粉粒状。子实体平伏生在菌核表面。担孢子近圆柱形，无色透明。野生茯苓大多生长于马尾松、赤松等植物根上。人工栽培多用段木栽培法。先选优良菌核进行组织分离或孢子弹射分离获得母种，再扩大培养成栽培种（即木块菌种）作接种用。接种 10 天后木段上应出现有菌丝延伸。三个月后开始结苓，8～10 个月后茯苓成熟，土面裂开，即可收获。

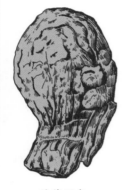

茯苓形态

含三萜类如茯苓酸、块苓酸、16a-羟基齿孔酸、齿孔酸，多聚糖类如茯苓聚糖，以及麦角甾醇、胆碱、腺嘌呤、组氨酸、卵磷脂等多种成分。菌核中间的白色部分称白茯苓，能利尿、健脾、和胃、安神，主治小便不利、痰饮、咳逆、脘闷吐泻、心悸失眠。菌核近外皮的淡红色部分称赤茯苓，多用于利湿热。菌核的外皮称茯苓皮，多用于利水消肿。菌核中间抱有松根的白色部分称茯神，多用于宁心安神。

薏苡仁

常用利水渗湿药。别名薏米、米仁、苡仁。始载于《神农本草经》。为禾本科植物薏苡的干燥成熟种仁。

薏苡仁味甘、淡，性微寒。归脾、胃、肺经。功用利水渗湿、祛湿除痹、健脾止泻、清热排脓。主治小便不利、水肿、脚气、湿痹拘挛、湿温初起以及脾虚泄泻、肺痈、肠痈等。

薏苡仁含薏苡仁油、薏苡仁酯、氨基酸、脂肪油等。薏苡仁油及薏苡素有抑制肌肉收缩的作用，薏苡素还对中枢神经系统有镇静、

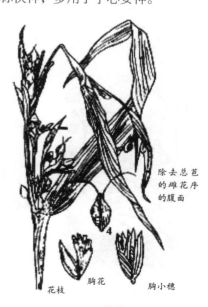

除去总苞的雌花序的腹面

花枝　　胸花　　胸小穗

薏苡

学点儿中医　中国传统医学

解热、降温和镇痛作用。薏苡仁浸出物能加强体液免疫，增强 NK 细胞活性或细胞毒性而表现出抗病毒抗癌作用。另外实验证实其有诱发排卵的作用，并可降低血糖。从软壳的薏苡种子麸皮中还发现一种热稳定的蛋白酶抑制剂。

用于治疗湿热水肿、小便不利等，可与茯苓、滑石、猪苓等同用；治疗脚气浮肿则配木瓜、苍术等或合赤小豆、冬瓜皮煮粥服；湿热并重者，宜伍滑石、山栀、车前子等；凡湿温或暑湿证，见头痛身重，肢体酸楚，脘痞苔腻，常与杏仁、蔻仁等相配伍；对脾虚湿盛导致的食少泄泻，常和党参、白术、山药等同用；用治肠痈初起，右少腹疼痛拒按，右足屈而不伸，可配大黄、丹皮、桃仁等药，若肠痈脓已成，另配败酱草、附子、丹皮等以治。肺痈胸痛，咳吐黄痰脓血者，可用薏苡仁配与芦根、桃仁、冬瓜子等。现代以 10 ～ 30 克薏苡仁一次煎服，连服 2 ～ 4 周，治扁平疣或与大青叶、板蓝根、升麻等合用对传染性软疣有效。薏苡仁入汤剂常用量为 10 ～ 30 克，清热利湿宜生用，健脾止泻宜炒用。除药用外，薏苡仁还为食疗佳品。脾约便秘者及孕妇忌用。

薏苡仁药材

泽泻

常用利水渗湿中药。始载于《神农本草经》。为泽泻科植物泽泻（又称水药菜）的干燥块茎。味甘、淡，性寒。归肾、膀胱经。为甘淡渗利清泄之品。功能利水渗湿，泄热。一可用治水湿停滞的水肿、小便不利、泄泻、带下、痰饮等，兼热者尤宜。二治湿热淋证。

茵陈蒿

常用清热利湿退黄中药。始载于《神农本草经》。为菊科植物茵陈蒿或滨蒿的干燥地上部分。味苦、辛，性微寒。主归肝、胆、膀胱经，兼入脾胃经。功善清利湿热、利胆退黄，为治黄疸之要药，尤以治疗身目发黄且黄色鲜明、小便短赤等湿热阳黄见长。如治湿热阳黄其热偏盛者，常配栀子、大黄；其湿偏重者，常配泽泻、茯苓、猪苓等。若用治黄色晦暗如烟熏、畏寒腹胀等寒湿阴黄者，须与附子、干姜等温里药配伍。此外，取茵陈蒿清利湿热、解毒疗疮之功，还可用治湿热内蕴之风瘙隐疹、湿疹瘙痒等皮肤病。煎服用量 10 ～ 30 克。外用适量，煎汤外洗。

［七、温里药］

以温暖脏腑经络、消除里寒为主要作用的一类中药。

功用　此类药物多为辛温大热之品，辛散温通、大热除寒，故有温里散寒、补火助阳、回阳救逆、温经止痛等功效。部分温里药还有和中止呕、开胃进食等作用。

分类和适应证　根据功效的不同，温里药可分为温中散寒药、温肾回阳药、暖肝散寒药和温肺化饮药 4 类。①温中散寒药。主要用于寒邪内侵、阳气被困，或脾阳不足、寒自内生，所致脘腹冷痛、呕吐泻痢等脏寒证。常用药有干姜、高良姜、红豆蔻、花椒、胡椒、丁香、荜茇、荜澄茄、山柰等。②温肾回阳药。主要用于阴寒内盛、元阳衰微、下痢清谷、四肢厥冷、冷汗不止的亡阳厥脱证；或肾阳不足、阳痿宫冷、阴寒水肿、五更泄泻等。常用药有附子、川乌头、草乌头、肉桂、九香虫等。③暖肝散寒药。主要用于寒犯肝经、厥阴头痛、寒疝腹痛等。常用药有吴茱萸、小茴香等。④温肺化饮药。主要用于寒痰停饮犯肺、喘咳痰稀等。常用药有干姜等。

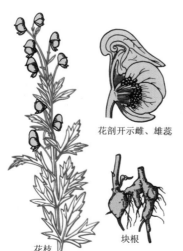

花剖开示雌、雄蕊

花枝　　块根

乌头

附子

常用温里中药。始载于《神农本草经》。为毛莨科植物乌头的侧根。加工炮制为盐附子、黑附片、白附片、淡附片、炮附片。味辛、甘，性大热，有毒。归心、肾、脾经。一善回阳救逆，为回阳救逆第一品药，治亡阳证，常配干姜，若

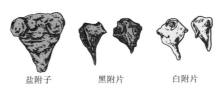

盐附子   黑附片   白附片

附子药材

兼气脱者，当配人参。二善补火助阳，治肾阳不足、命门火衰之腰膝冷痛、夜尿频多、阳痿滑精、宫冷不孕，脾肾阳虚之脘腹冷痛、泄泻，心阳衰弱之心悸气短，以及阳虚水肿，阳虚兼外感（风寒）等。三能祛寒止痛，治寒湿痹痛及胸痹冷痛等。内服用量 3 ～ 15 克，回阳救逆可用至 30 克以上。因附子有毒，故通常须先煎或久煎 40 ～ 60 分钟，至口尝无麻辣感为度。不宜与半夏、栝楼、贝母、白蔹、白芨同用。孕妇及阴虚阳亢者忌用。

干姜

　　常用温里中药。始载于《神农本草经》。为姜科植物姜的干燥根茎。味辛，性热。归脾、胃、心、肺经。入脾胃，善温中散寒，用治脾胃受寒或脾胃虚寒所致脘腹冷痛、呕吐泄泻；入心，能回阳通脉，用治心肾阳衰、阴寒内盛所致四肢厥逆、脉微欲绝等亡阳证（每与附子相须而用）；入肺，善温肺化饮。煎服用量 3 ～ 10 克。干姜辛热燥烈，阴虚内热、血热妄行者忌用。

［八、理气药］

　　以疏畅气机、消除气滞、平降气逆为主要作用的一类中药。又称行气药。

　　功用　此类药物大多辛、苦、性温、气味芳香，辛行苦降温通、芳香疏泄，分别可调脾气、和胃气、舒肝气、理肺气，故有行气消胀、解郁止痛、破气散结、顺气宽胸、降气止呕、平呃、平喘等作用。

　　分类及适应证　根据理气药的归经部位及治疗作用的不同，可分为理脾和胃药、疏肝解郁药、疏肝和胃药和通宣理肺药 4 类。根据理气药作用强弱的不同，又可分为行气药（含调气、匀气、疏气、顺气药）、降气药、破气药3类。①理脾和胃药。主要用于饮食不节，或思虑过度，劳伤心脾，致使脾胃气滞，升降失常，气机紊乱而出现脘腹痞满胀痛，嗳气吞酸，恶心呕吐，不思饮食，大便秘结，或泻痢不爽、里急后重等脾胃气滞的病症。常用的理脾和胃药有橘皮、枳实、枳壳、乌药、甘松、刀豆、柿蒂、厚朴、路路通、紫苏梗等。②疏肝解郁药。主要用于情志失调、寒暖不适、瘀血阻滞等所致的肝失疏泄，气机郁滞，出现两肋胀痛，烦躁易怒，疝气腹痛，睾丸坠胀，经闭痛经，乳房胀痛或生结块等。常用的疏肝解郁药有香附、青皮、橘核、川楝子、路路通等。③疏肝和胃药。主要用于情志不遂，肝气横逆，胃失和降，肝胃气滞，胸胁胃脘攻冲作痛，恶心呕吐，嘈杂吞酸，不思饮食，苔黄脉弦等。常用的疏肝和胃有五指柑、香橼、玫瑰花、绿萼梅花等。④通宣理肺药。主行肺气郁滞，有宣降肺气、宽利胸膈及化痰止咳等作用。主要用于外邪犯肺，或痰湿阻肺、肺失宣降、胸闷喘咳，及痰滞寒凝气阻、胸中阳气不得宣通所致的胸闷作痛、喘息咳唾的胸痹证。常用的通宣理肺药有橘皮、化橘红、五指柑、香橼及薤白、枳实等。

橘皮

常用理气化痰药。始载于《神农本草经》。为芸香科植物橘、大红柑、福橘、朱橘等多种柑橘类成熟果实的外果皮。南朝梁陶弘景云："橘皮以陈久者为良"，故习称陈皮。

橘皮味苦、辛，性温。归肺、脾经。功能理气健脾、燥湿化痰。用治痰湿壅滞、咳嗽痰多、胸腹胀满、呕恶食少、呃逆、便泄、便秘等。

陈皮的挥发油有刺激性祛痰和扩张支气管作用，对胃肠道平滑肌有温和的刺激作用，能促进消化液

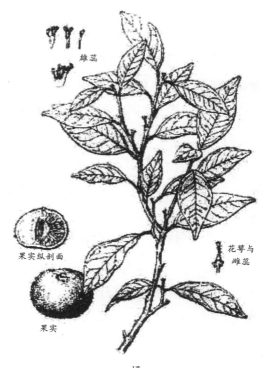

雄蕊

果实纵剖面

花萼与雌蕊

果实

橘

的分泌，消除肠道积气。鲜品煎剂及醇提取物对心脏有兴奋作用，较大剂量有抑制现象；有轻微的收缩血管作用，静脉注射有迅速升压作用，反复给药亦无耐药性；甲基橙皮甙有使冠脉流量增加、冠脉阻力减小、血压降低、心率减少的作用。橙皮甙能降低胆固醇，抑制实验性溃疡，降低毛细血管通透性。广陈皮有抑制葡萄球菌生长的作用。

橘皮治痰湿不化、胸膈满闷、咳喘痰多、痰白黏稠，可配半夏、茯苓以燥湿化痰；如与青盐、乌梅、川贝母制成青盐陈皮，则有消痰降气、生津开郁之功。治脘腹胀满、食欲不振、呕恶便溏，属脾虚气滞者，可配党参、白术以健脾理气；属湿困脾胃者，则与苍术、厚朴配伍，以增加燥湿健运之功。橘皮亦常用治干呕、呃逆，因于寒者，配干姜、肉桂以温胃降气；因于热者，配竹茹、黄连以清热止呃。治胸痹胸中气塞短气，配枳实、生姜可以辛散苦降、调中快膈。橘皮能行气化滞而利谷道，故单用研末服，或与杏仁、桃仁配伍应用可治大便气秘。内服煎汤用量3～9克；或入丸散。橘皮温燥辛散，多服久服则伤肺耗津，凡气虚及阴虚燥咳、吐血衄血者均应慎服。

［九、消导药］

以消化饮食、导行积滞为主要作用的一类中药。又称消食药。

功用 消导类药物辛散行滞、甘平和中，有消化饮食、导行积滞、行气消胀、健运脾胃、增进食欲的功效。部分药物还有降气消痰、止咳平喘、回乳消胀、活血化瘀、行气散结、固精止遗等作用。

适应证 消导药主要用于饮食不消、宿食停留所致的脘腹胀闷、嗳腐吞酸、恶心呕吐、不思饮食、大便失调，以及脾胃虚弱、食少纳呆、消化不良等。常用药有莱菔子、麦芽、神曲、谷芽、山楂、鸡内金、阿魏等。有些消导药还可用治痰多气滞，咳嗽喘息；乳汁郁积，乳房胀痛，回乳断奶；痛经闭经，胸痹瘀阻；遗精遗尿等证。

山楂

蔷薇科山楂属一种。又称山里红、红果。落叶乔木。山楂属植物在全世界约有千种以上，中国有17种，作为果树栽培的主要为本种，主要分布在华北和东北，江苏等省也有零星种植。中国利用山楂的历史已有3000多年，但长期以来栽培管理粗放，大小年现象严重，产量不高。20世纪70年代以后开始趋向集约化栽培。树高达6米。根系发达，分枝力强，树冠多呈自然圆头形。叶片宽卵形，羽状分裂。由14～20朵花组成伞房花序，花白色。梨果球形或梨形，直径1～1.5厘米，大的可达3厘米，果皮深红色，有明显果点；果肉粉红色，少数为紫红、青绿色等。

山楂喜光，对土壤、气候的适应性强，山地栽植尤为适宜。一般用嫁接法繁殖。栽植3～4年后开始结果，10～15年后进入盛果期。寿命较长，百年老株仍能丰产。

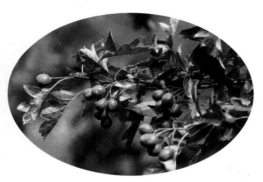

幼树生长旺盛，常采取轻剪、拉枝、中央枝换头及环剥等措施促使早期丰产。果实富含维生素C、有机酸和果胶质，可鲜食或入药。加工性能良好，常用以制成山楂糕、山楂片、果冻、果酱、果汁、果酒、冰糖葫芦等。此外，也是很好的观赏树种。

山楂

［十、驱虫药］

以驱除或杀灭肠道寄生虫为主要作用的一类中药。

功用　本类药物主入脾、胃、大肠经，对多种肠道寄生虫有麻痹、分解、杀灭虫体或刺激虫体，使其逃逸，排出体外，而起到驱虫作用。部分药物还有消积健脾、开胃疗疳、清热燥湿、杀虫止痒、利水消肿、降气除胀、清热解毒、凉血止血等作用。

适应证　驱虫药主要用于蛔虫、绦虫、钩虫、蛲虫、姜片虫等肠道寄生虫病。一般表现为不思饮食，或消谷善饥、嗜食异物、腹痛时作、吐虫便虫、肛门奇痒、面色萎黄、形体消瘦、浮肿乏力等。常用药有使君子、苦楝皮、鹤虱、芜荑、雷丸、南瓜子、鹤草芽、贯众、榧子等。有些驱虫药还可用治小儿疳积，消化不良；疥疮皮癣，瘙痒难忍；积滞泻利，里急后重；血热出血，温热发斑等。

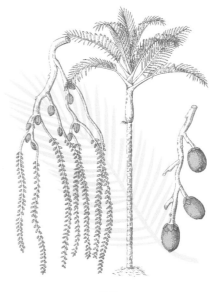

槟榔

槟榔

棕榈科槟榔属的一种。常绿乔木。重要药用植物。原产马来西亚，现已广泛栽培于世界热带地区。印度是最大的生产国，其次是孟加拉国、泰国、菲律宾等。中国主产区为海南省、台湾省，云南省南部也有少量栽培。

种仁含槟榔碱等多种生物碱，供药用，有健脾、驱虫、利尿等功效；果皮（大腹皮）亦可药用。未成熟的果实称枣儿槟榔，有的地方人们习惯上作为咀嚼料，用以固齿、防痢和助消化。

［十一、止血药］

以制止人体各种出血为主要作用的一类中药。

功用 根据各种止血药物药性的不同，止血作用又有差别，如药性苦涩者多有收敛止血的作用；药性寒凉者多有清热凉血止血的作用；药性行散者能活血去瘀，瘀血去后，血自归经，即多有化瘀止血的作用；药性温煦者多有温经止血的作用。虽然止血作用机制不同，但均能针对血不循经的不同原因，加速血凝，达到迅速止血、建立正常血液循环的目的。部分止血药还有活血止痛、消肿散瘀、解毒敛疮、清肝明目、祛痰止咳等作用。

分类和适应证 根据止血药自身药性和所适应的病症，可分为凉血止血药、化瘀止血药、收敛止血药和温经止血药4类。①收敛止血药。主要用于吐血、衄血、咳血、咯血、便血、尿血、崩漏出血及外伤出血等而内无瘀滞、外无实邪者。常用药有白芨、仙鹤草、棕榈、紫珠、藕节、刺猬皮、鸡冠花等。②凉血止血药。主要用于血热妄行引起的各种出血症。常用药有大蓟、小蓟、侧柏叶、白茅根、地榆、槐花、苎麻根、羊蹄等。③化瘀止血药。主要用于瘀血阻滞、血不归经引起的各种出血症。常用药有三七、茜草、蒲黄、花蕊石、血余炭、莲房等。④温经止血药。主要用于阳气不足、统摄无力所致的虚寒出血。常用药有伏龙肝、艾叶、炮姜等。此外，某些止血药还可用治血瘀经闭、跌仆伤痛、疮毒痈肿、水火烫伤、肝火头痛、眩晕目赤、黄疸水肿、热淋涩痛、肺热咳嗽、痰黄黏稠等。

三七

五加科人参属的一种。又称田七、山漆、人参三七、金不换。多年生草本植物，根和根状茎供药用。产于中国广西百色地区和云南文山壮族苗族自治州，四川、湖北、江西等省亦有种植。印度北部和越南有零星分布。现野生三七已少见，多为栽培。株高30～60厘米。主根粗壮肉质，倒圆锥形或短圆柱形。茎直立，不分枝，有横卧的肉质根状茎。掌状复叶3～7枚轮生茎顶，小叶通常5～7片。伞形花序单个顶生，夏秋开黄绿色小花。核果浆果状，近肾形，成熟时红色。种子1～3粒，扁球形，色白。

三七根皂苷含量在6.1%以上，最高达14.9%。已分离出多种皂苷，其中人参皂苷的相对含量尤高。还含黄酮类、甾醇类及脂肪油、挥发油等。此外，还含止血活性成分田七素。三七根作中药有止血、散瘀、消肿、定痛、抗炎等功效，可治跌打损伤、产后瘀阻、崩漏、经闭及各种出血症。云南白药中三七为其主要成分。茎叶制成"三七膏"，作滋补强壮剂。三七花晒干作茶饮，制成冲剂可治疗高血压。

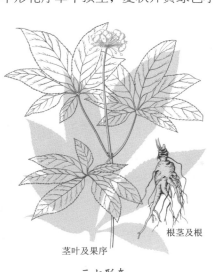

根茎及根

茎叶及果序

三七形态

[十二、活血药]

以通利血脉、促进血行、消散瘀血为主要作用的一类中药。

功用　活血药物多辛散温通、善走血分，有疏通血脉、促进血行、活血化瘀、破血消症、调经止痛、散瘀消肿及化瘀止血、祛瘀生新等作用。部分活血化瘀药还有清心安神、利尿消肿、凉血祛风、通便下乳、利胆退黄等作用。

分类和适应证　根据药物作用的强弱和主治病症的不同，活血药可分为活血化瘀药和破血消癥药两类。①活血化瘀药。主要用于血行障碍、瘀血阻滞引起的各种病症。如血滞经闭、行经腹痛、瘀血头痛、外伤及术后瘀血腹痛、风湿痹痛、中风瘫痪、半身不遂；痈疽肿痛、跌打伤痛等。常用药有川芎、乳香、没药、郁金、姜黄、丹参、虎杖、益母草、鸡血藤、红藤、红花、桃仁、五灵脂、牛膝、泽兰、凌霄花、自然铜、血竭、王不留行、苏木、茺蔚子、马鞭草、水红花子、石见穿、皂角刺等。②破血消癥药。较活血化瘀药作用猛烈，有攻逐瘀血蓄结之势。用于大量瘀血停聚的蓄血证和气滞血瘀结为痞块的癥瘕症。常用药有干漆、刘寄奴、虻虫、水蛭、蛴螬、斑蝥、三棱、莪术等。此外，某些活血药还可用治热病神昏、风湿热痹、水肿、黄疸、乳房胀痛、乳汁不下等。

丹参

唇形科鼠尾草属的一种。多年生草本植物。又称赤参、红根。产于中国河北、山西、陕西、山东、河南、江苏、浙江、安徽、江西及湖南，生长于海拔 120 ～ 1300 米山野灌丛草坡间。日本也有。根肥厚，外红内白。茎高达 80 厘米，被长柔毛。叶常为单数羽状复叶，有时为单叶或间有三小叶的复叶（单叶变种）；侧生小叶一二(三)对,卵形或椭圆状卵形，两面被疏柔毛。轮伞花序（每轮 3 ～ 10 朵花），组成顶生或腋生假总状花序，密被腺毛及长柔毛；苞片披针形，

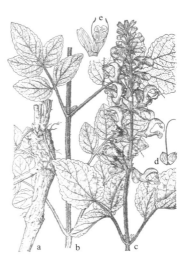

丹参植株
a 根的一段　b 植株中部　c 植株上部示花序
d 花萼纵剖，内面观兼示雌蕊
e 花冠纵剖，内面观示毛环和联合的下臂

花萼钟状，外被腺毛及长柔毛；花冠紫蓝色或白色，筒内有斜向毛环，檐部二唇形，下唇中裂片扁心形；药室不育，顶端联合。花期4～8月。小坚果椭圆形。

其根可入药，含丹参酮Ⅰ(0.18%～0.41%)、丹参酮Ⅱ-A(0.30%～0.73%)、丹参酮Ⅱ-B、次甲丹参醌(0.15%～0.39%)、隐丹参酮、丹参酸甲酯以及二氢丹参酮等成分，为通经剂，有祛瘀、生新、活血、调经等功效，为妇科的重要药。近年来发现丹参对治疗冠心病有良好效果。对神经衰弱失眠、关节痛、贫血、乳腺炎有很好疗效，外用可洗漆疮。

益母草

常用活血化瘀中药。又称茺蔚。始载于《神农本草经》。为唇形科植物益母草的干燥地上部分。味苦、辛，性微寒。归心、肝、膀胱经。为妇科活血调经之要药，故名"益母"。功能活血化瘀，利水消肿，清热解毒。一善治血滞经闭、痛经、经行不畅及产后恶露不尽、瘀滞腹痛等妇产科血瘀证，以及跌打损伤瘀痛。二能治水肿、小便不利，水瘀互阻所致者尤宜。三用治疮痈肿毒、皮肤痒疹等。煎服用量10～30克。可熬膏，入丸剂。外用适量，捣敷或煎汤外洗。孕妇及血虚无瘀者忌服。益母草忌铁器。

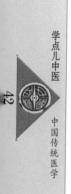

[十三、化痰止咳平喘药]

以祛痰、消痰、制止和减轻咳嗽气喘为主要作用的一类中药。

功用　此类药物一般分为化痰药和止咳平喘药。在化痰药中，药性辛而燥者，多有燥湿化痰、温化寒痰的作用；药性甘苦微寒者，多有清化热痰、润燥化痰的作用。止咳平喘药中，由于药物性味的不同，分别具有宣肺、降肺、泻肺、清肺、润肺、敛肺止咳平喘的作用。部分药物还有散结消肿、熄风定惊、清热利尿、润肠通便等作用。

分类和适应证　根据药物的不同作用，化痰止咳平喘药可分为温化寒痰药、清化热痰药和止咳平喘药3类。①温化寒痰药。药性温燥，主要用于寒痰犯肺所致的喘咳痰多、色白、质稀，口鼻气冷，或湿痰犯肺、咳嗽痰多、色白成块、舌苔白腻，以及痰湿阻滞经络所引起的关节酸痛、痰核流注、瘰疬，或痰浊上壅、蒙蔽清窍所致中风痰迷、癫痫惊狂等。常用药有半夏、天南星、白附子、白芥子、皂荚、白前、桔梗等。②清化热痰药。药性寒凉，主要用于热痰壅肺所致的痰多咳喘、痰稠色黄，或燥痰犯肺、干咳少痰、咯痰不爽，以及痰火上扰的心烦不安、痰迷心窍的中风、癫狂，或痰火凝结、瘿瘤瘰疬痰核等证。常用药有前胡、瓜蒌、浙贝母、川贝母、天竺黄、竹茹、竹沥、海浮石、海蛤壳、瓦楞子、海藻、昆布、胆南星、礞石、胖大海、猪胆汁、罗汉果、木蝴蝶、冬瓜子等。③止咳平喘药。主要用于各种原因引起的肺失宣降、痰壅气逆的咳喘证。常用的药物有杏仁、紫苏子、枇杷叶、桑白皮、葶苈子、鼠曲草、洋金花、百部、紫菀、款冬花等。此外，部分药物还可用治痰热急惊、湿热水肿、肠燥便秘等。

半夏

天南星科半夏属一种，多年生草本植物。又称水玉、蝎子草、小天南星等。分布于中国、韩国、朝鲜、日本。中国主产于南方地区，东北和华北地区亦产。株高 15～30 厘米，地下有球形块茎，直径 1～1.6 厘米。叶柄细长，下内侧有一株芽（3～5 毫米），叶为三小叶组成，小叶片椭圆形至披肩形，长 5～8 厘米，宽 3～4 厘米，尖端锐尖全缘，脉为羽状网脉。花茎比叶长，顶生一肉穗花序，佛焰苞绿色，细管状不张开。肉穗花序下部着生雌花，上部着生雄花。花期 5～7 月。果为绿色浆果。喜暖温阴湿。用块茎珠芽或种子繁殖。

块茎入药，味辛、性温，有毒。有燥湿化痰、降逆止呕、消痞散结之功能。用于治疗慢性胃炎、胃溃疡、湿痰咳喘、胸闷胀满、头晕不眠等。生品外用可消肿，治急性乳腺炎、中耳炎等。干块茎未经炮制的称为生半夏，有毒；炮制后称为制半夏，才能服用。误用或过量用半夏中毒，可用生姜解之。

贝母

百合科一属。多年生草本。有 60 余种，分布于中亚、地中海沿岸、北美洲等地。中国有 30 多种。以鳞茎入药。主要有暗紫贝母、卷叶贝母、甘肃贝母、梭砂贝

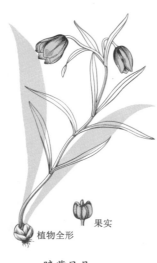

母和浙贝母。前四个种的药材均称川贝母，中国四川、青海、云南、西藏、甘肃等地有分布，多为野生，其中暗紫贝母在四川若尔盖、小金、阿坝和重庆南川、万州等地有栽培。印度、尼泊尔也产。浙贝母在浙江、江苏等省有野生和栽培。

暗紫贝母株高 12～30 厘米。茎绿色或深紫色。鳞茎球形或圆锥形。下部一二对叶对生，余均为互生或近于对生，无柄，叶片线形或线状披针形。6 月开花，单生于茎顶，钟状，下垂，花被深紫色，略有黄褐色小方格。8 月结果，蒴果长圆形，具六棱，棱上有窄翅。喜冷凉湿润气候，耐寒冷，怕强光，

果实

植物全形

暗紫贝母

忌干旱。以沙质壤土栽培为宜。种子繁殖为主。八九月为播种期。用当年新鲜种子播种，方法有撒播、条播、蒴果片穴播，播后均应覆盖。翌春除去覆盖物，搭低棚。荫蔽度第一年 50%～70%，第二年 50%左右，第三年 30%左右，第四年除去荫蔽物。待植株枯黄时采收鳞茎，及时晒干或烘干供药用。

浙贝母株高 40～60 厘米。鳞茎扁球形。单叶，无柄，下部对生，上部轮生或互生，披针形；茎顶的叶片呈线状披针形，先端卷曲如卷须。春季开花，花呈钟形，淡黄色或黄绿色，下垂。蒴果具宽翅。春生夏萎。生长最适温度 10～22℃。以鳞茎繁殖为主。5 月中下旬地上部枯黄时采收鳞茎，洗净后按大小分级。大的挖去心芽，分成两片加工干燥，称大贝；小的不去心芽，整个加工干燥，称珠贝。

贝母鳞茎作中药有化痰止咳、清热散结功效，主治咳嗽、咯痰及瘰疬、痰核等。川贝母偏于润肺，多用于润燥久咳；而浙贝母

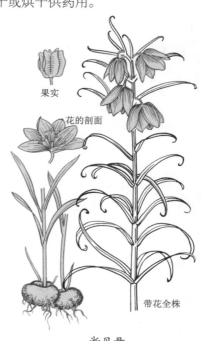

果实

花的剖面

带花全株

浙贝母

学点儿中医

中国传统医学

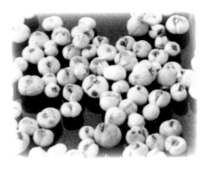

川贝母

清热散结功效较强，常用于外感咳痰及痰热结聚等。川贝母及浙贝母鳞茎均含多种甾醇类生物碱。

［十四、安神药］

以安定神志为主要作用的一类中药。

功用　安神药分别有镇惊安神、养血安神、补心安神及解郁安神等作用。此外，有些安神药还有平肝潜阳、明目、收敛固涩等作用。

分类及适应证　安神药根据药性不同，可分为重镇安神药和滋养安神药两类。重镇安神药多由金石矿物类药物组成，质地沉重，性多沉降；滋养安神药多由种子类植物药组成，质润性补。①重镇安神药。主要用于心火亢盛、痰火扰心、痰迷清窍所致的心悸失眠、烦躁易怒、惊痫癫狂、阳气浮动、心神不安等实证。常用药有朱砂、紫石英、蛇含石、云母等。②滋养安神药。主要用于心血不足、思虑过度、劳伤心脾、情志不遂等所致的失眠多梦、心悸不安、神疲健忘、喜笑失常、神魂不宁等虚证。常用药有酸枣仁、柏子仁、远志、合欢皮、夜交藤、茯神、秫米等。部分安神药还可用治肝阳眩晕、目暗不明及自汗盗汗、遗精、崩漏、带下等。

酸枣仁

常用滋养安神中药。始载于《神农本草经》，原名酸枣。为鼠李科植物酸枣的成熟种子。味甘、酸，性平。归心、肝、胆经。善能养心益肝（阴血），为安神良药。主治心肝阴血不足、心失所养之虚烦不寐（常与柏子仁相须为用）、心悸怔忡、健忘、眩晕等；兼能敛汗生津，用治自汗、盗汗、

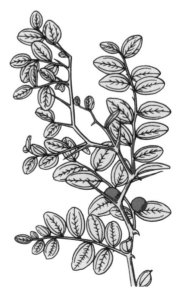

酸枣果枝

津伤口渴等。内服煎汤用量 9 ～ 15 克，研末吞服每次 1 ～ 1.5 克。生用或炒用。炮制炒枣仁时，只宜微火炒至枣仁鼓起，不可炒焦。

［十五、平肝熄风药］

以平肝潜阳、熄风止痉为主要作用的一类中药。

功用 此类药物多为咸寒之品，主入厥阴肝经，有平肝潜阳、缓和或制止肝阳上亢，及熄风止痉、制止或缓解痉挛抽搐的作用。部分药兼有清泄肝火和明目退翳的作用。

分类及适应证 根据药物作用的不同，平肝熄风药主要分为平肝潜阳药和熄风止痉药 2 类。①平肝潜阳药。主要用于肝阴不足、阴不维阳、肝阳亢逆于上所致的头晕头痛、耳鸣耳聋、烦躁不安，以及惊悸癫狂等。常用药有石决明、珍珠母、牡蛎、代赭石、山羊角、紫贝齿、刺蒺藜、决明子等。②熄风止痉药。主治温热病的高热神昏、惊风抽搐、热极生风，或肝血不足、筋失濡养、虚风内动，或风阳夹痰、风痰上扰、突然昏倒、不省人事、口吐白沫、四肢抽搐的癫痫惊狂，或口眼歪斜的面瘫中风，或风毒内袭、外风引动内风的角弓反张、挛急抽搐的破伤风症，以及卒中后遗症的半身不遂等。常用药有钩藤、天麻、全蝎、蜈蚣、白僵蚕、地龙、马宝、蛇蜕等。此外，部分药物兼治肝火上炎所致的目赤肿痛、翳膜障睛、视物不清等。

天麻

兰科天麻属一种。又称赤箭、鬼督邮。无根无绿叶由真菌供应基本营养的多年生草本植物。球茎供药用。中国、朝鲜半岛、日本和俄罗斯的远东地区均有分布。中国主产于四川、云南、陕西、贵州、湖南、湖北、辽宁、吉林、西藏、台湾等地区，其他地区亦有引种栽培。

天麻球茎肉质肥厚、长圆形，环节均匀，节上生薄膜状鳞片，顶端混合芽抽出直立的地上茎，高 100 ～ 120 厘米。种子在适宜环境中吸水膨胀，某些真菌菌

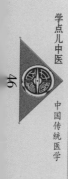

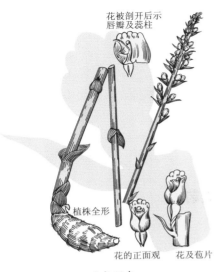

花被剖开后示
唇瓣及蕊柱

植株全形

花的正面观　花及苞片

天麻形态

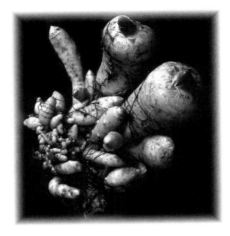

天麻球茎

丝侵入并被种子的胚细胞所消化，分生细胞分裂，使胚胀大挤出种皮，形成原球茎。原球茎与蜜环菌结合，获得营养而长大，并在周身萌发多个营养繁殖茎，其上着生子麻。

球茎含有天麻苷、对羟基苯甲醛、对羟基苯甲醇、β-谷甾醇、胡萝卜苷、柠檬酸、柠檬酸单甲酯、棕榈酸、香荚兰醇等。做中药功能熄风、定惊、止晕，主治眩晕头痛、四肢痉挛、小儿惊风等。

［十六、开窍药］

以通关开窍、启闭醒神为主要作用的一类中药。

功用　开窍药辛散走窜、芳香辟秽，入心以开窍、辟邪以启闭，有开窍醒神的作用。

分类和适应证　根据药性和主治病症的不同，开窍药主要分为温宣开窍药和凉宣开窍药两类。①温宣开窍药。多辛温芳香，有辛散温通、芳香辟秽、开窍醒神的作用。主治中风痰迷、气郁暴厥或感受秽浊之气而出现猝然昏倒、不省人事、两手握拳、牙关紧闭、肢冷脉沉等寒闭神昏证。常用药有苏合香、安息香、石菖蒲等。②凉宣开窍药。多辛、苦，性寒，有辛散苦泄、芳香走窜、清心散火、开窍醒神的作用。主治热病神昏或痰热蒙蔽心窍而出现的猝然昏倒、不省人事、牙关紧闭、两手握固、身热面赤、脉数有力的热闭证。常用药有冰片，大多与牛黄、麝香等配合应用。

［十七、补益药］

以补益人体物质亏损、增强人体活动机能、提高抗病能力、消除虚弱证候为主要作用的一类中药。又称补虚药、补养药。

功用 此类药物的作用可概括为补虚扶弱。具有益气、养血、滋阴、助阳的作用。结合药物的归经，又分别具有大补元气、补气升阳、补肺气、补脾气、补心气、补心血、补肝血、补肺阴、补胃阴、补肝阴、补肾阴、补肾阳、补精血、强筋骨等不同作用。

分类及适应证 根据药性和主治病症的不同，补益药一般分补气药、补血药、补阴药和补阳药4类。①补气药。用于治疗气虚证。气虚证主要见于肺气虚和脾气虚。肺主气，肺气虚则少气懒言、动则气喘、易出虚汗。脾主运化，为后天之本，气血生化之源。脾气虚则神疲乏力、食欲不振、脘腹胀满、大便溏泄，甚则浮肿脱肛等。凡具以上症状者均可选用补气药治疗。又因气能生血、气能摄血，故血虚或因脾不统血而出现的大出血，也当配补气药。因大吐、大泻、大失血、大病所致的元气极虚、脉微欲绝，或汗出肢冷的亡阳厥脱证，也可配其他回阳救逆药来补气固脱，以资急救。常用药有人参、党参、西洋参、太子参、黄芪、白术、山药、扁豆、甘草等。②补血药。用于治疗血虚证。血虚证主要见于心血虚和肝血虚。心血虚常见面色不华，唇舌色淡，心悸怔忡，失眠多梦，记忆力减退或出现结、代脉。肝血虚常见面色萎黄、指甲苍白、眩晕耳鸣、视物昏花、月经后期量少色淡，甚则经闭等。上述证候均可选用补血药治疗。因肝肾同源，精血同源，对一些肾精不足者，也常配用补血药。常用药有当归、熟地黄、何首乌、白芍、阿胶、龙眼肉等。③补阴药。用于治疗阴虚证。阴虚证主要见于肺阴虚、胃阴虚、肝阴虚、肾阴虚。肺阴虚多见干咳少痰，或咯痰带血、口干舌燥、咽痛音哑等。胃阴虚多见舌绛苔剥、咽干口渴、纳呆不饥、胃中嘈杂、呕哕，或大便燥结等。肝阴虚多见两目干涩、视物不清、肢体麻木、眩晕等。肾阴虚常见腰膝酸软、遗精滑泄、潮热盗汗、手足心热、心烦失眠等。上述证候可选用补阴药治疗。常用药有沙参、麦冬、天冬、石斛、玉竹、黄精、百合、枸杞子、桑葚、墨旱莲、女贞子、鳖甲等。④补阳药。用于治疗阳虚证。阳虚证多见于心阳虚、脾阳虚、肾阳虚。补心阳、温脾阳的药物参见温里药。肾阳为元阳，是人体阳气的根本。阳虚诸证往往与肾阳不足有关。肾阳虚可见肢寒畏冷、腰膝酸痛、阳痿早泄、宫冷不孕、白带清稀、遗尿尿频、小便清长等。上述证候均可用补肾阳的药物治疗。对于肾不纳气、呼多吸少的肾虚作喘，肾阳虚、气化不利、阳虚水泛的水肿，因肾火衰微而不能温运脾土的五更泄泻等，也须选用补阳药治疗。常用药有鹿茸、鹿角胶、巴戟天、仙茅、淫羊藿、葫芦巴、杜仲、续断、骨碎补、补骨脂、冬虫夏草、蛤蚧、胡桃肉、菟丝子、沙苑子、锁阳、韭菜籽、阳起石等。

人参

五加科人参属的一种。因其根形像人，逐渐长成，故名。多年生草本植物。药用植物，主要以根供药用。原产中国、朝鲜、韩国、俄罗斯。现代生产人参的主要国家为中国、朝鲜、韩国、日本和俄罗斯。可人工种植。

主根肉质，淡黄白色，呈圆柱形或纺锤形，下部分歧，须根长，具多数疣状突起。顶端为根状茎，俗称芦头，其上每年残留一碗状茎痕。有时生不定根。茎高可达60厘米。复叶具长柄，一年生植株生1枚三出复叶，五年生以上的通常生4～5枚复叶，多至6枚，轮生茎顶。小叶片长椭圆形，先长渐尖，基部楔形，边缘有细齿。6～7月顶生伞形花序，花小，淡黄绿色。果实扁肾形，成熟时鲜红色，内有种子两粒，扁圆形，乳白色。

人参根有调节中枢神经功能，提高脑力和体力劳动效率和抗疲劳作用；能增强机体免疫功能，促进血清蛋白质和细胞内核糖及蛋白质的合成，调节糖和脂肪等物质代谢，降低血糖；增强心脏收缩，小剂量使血压升高，大剂量使血压下降；还具有兴奋肾上腺皮质，促进性腺机能，以及抗炎和抑制肿瘤等作用。主治身体

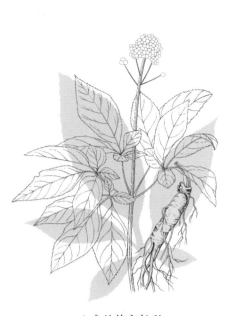

人参植株和根形

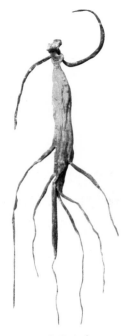

成品人参

衰弱、精神倦怠、虚脱、失眠心悸、气短、食少便泄及一切气血不足的病症，对神经衰弱、阳痿、糖尿病、冠心病等都有一定疗效。但不能滥用或用量过多，否则会产生兴奋不安、头痛眩晕、口燥舌干、出血、晨泻、皮疹等副作用，甚至发生中毒现象。人参叶有生津益气和降虚火的作用，也可制成人参茶饮用。花蕾可制成人参花晶，是一种滋补饮料。种子的脂肪油可作药用油，为调制涂剂的赋形剂。从茎叶、花蕾、果实及芦头中可提取人参皂苷，制成各种制剂用于临床。

西洋参

五加科人参属一种。又称花旗参、五叶人参等。多年生草本植物，原产北美洲，名贵的滋补药。1716 年在加拿大蒙特利尔发现，主产于加拿大东南部和美国东部地区。1976 年以来，在中国北京、吉林、黑龙江、辽宁、陕西等地引种栽培成功。

商品主根呈圆柱形或长纺锤形，长 2～6 厘米，直径 0.5～1.1 厘米，没有芦头。支根与须根表面淡棕色或类白色，有密集细横纹。含人参皂苷，人参二醇、三醇，齐墩果醇。与人参相比，其人参皂苷中 Rb_1 含量高，而 Rg_1 含量低，使其品性与人参有所不同。其味甘，微苦，性凉。有补肺降火、养胃生津、清虚热的功能，主治肺虚久咳、肺胃津亏、虚热烦倦，还可调理神经衰弱和植物神经紊乱。对高血压、心肌营养性不良、冠心病有一定疗效。因其品性凉而补，老年人、高血压患者及不受人参之温补者皆可用之。

党参

桔梗科党参属的一种。多年生缠绕性草本植物。根供药用。名出自《本草从新》。中国东北、华北、西北各地都有分布。朝鲜、韩国、俄罗斯也有。山西潞安（今长治）栽培的潞党参最好。茎长约1.5米。全株有乳汁及特殊臭气。根肉质肥大，长圆柱形。叶对生或互生，卵形至广卵形，被毛。夏秋开花，花冠钟状，淡黄绿色，有紫色斑点。蒴果圆锥形，种子细小。喜温和凉爽气候。适于含腐殖质较多、土层深厚的砂质壤土栽培。幼苗期需荫蔽，成株喜阳光。用种子繁殖。注意防治根腐病和锈病。党参根通常在栽培两三年后的9月上、中旬采挖。采挖后洗净并晒至半干，反复揉搓三四次，使皮部与木质部紧贴，然后晒干收藏。

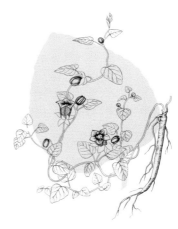

党参

根含皂苷、糖类及微量生物碱。有增加红细胞及血色素的作用。为滋补强壮药，有补中益气、养血生津功能。主治气血不足、劳倦乏力、食少便溏、血虚萎黄、便血、崩漏等。分布于四川、湖北等地的川党参也以根入药。

黄芪

常用补气药。始载于《神农本草经》。原名黄耆。根供药用为豆科植物内蒙古黄芪或膜荚黄芪的根。明李时珍云："耆，长也。黄耆色黄，为补药之长，故名。"

黄芪味甘，性微温。归脾、肺经。功能补气升阳、固表止汗、利水消肿、托毒生肌。主治脾肺气虚、倦怠乏力、语音低微、食少便溏、久泻脱肛、表虚自汗、浮肿尿少、痈疽脓成难溃或溃后久不收口等。

黄芪能增强机体免疫功能，对某些病毒感染有一定的防治作用。黄芪口服或

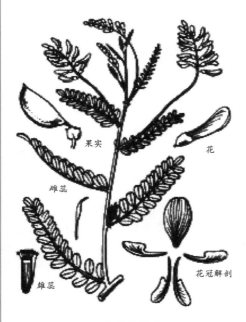
果实
花
雌蕊
雄蕊
花冠解剖
内蒙古黄芪

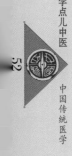

喷鼻对感冒有预防效果。黄芪有中等利尿作用，还有保护肝脏、防止肝糖原减少的作用。

黄芪为常用补气药，凡气虚体弱，证见精神萎靡、气短懒言、四肢无力、脉象缓弱或大而无力者用之最宜，若与党参配伍，则补气效果更显著。如兼食少便溏配白术，气虚便秘配橘皮，脾虚劳倦发热配人参，气虚血亏发热配当归。脾虚气陷而致久泻脱肛，可配升麻、柴胡，现亦有重用黄芪配枳壳，治疗胃下垂、子宫脱垂者。如与白术、茯苓等相伍，又可用于脾虚精微下陷之白浊、带下。此外，气不摄血之崩漏、津气两虚之消渴症亦可使用，前者宜配熟地、阿胶，后者配山药、五味子。黄芪又具益气固表之功，凡卫气虚而常自汗出，或虚入易感风邪者均可用。虚人感冒、汗出恶风者配防风、白术。与苡仁、茯苓等配合，可用于营养不良性水肿。若与党参或山药煎汤，加糯米煮粥常食，用于慢性肾炎，对减轻蛋白尿、增强体质、改善症状有一定效果。气血不足、疮毒内陷致痈疽脓成不溃或久溃不敛，黄芪有托毒外出、排脓生肌之功。对溃后脓水清稀、久不收口者，配党参、当归、肉桂。气虚麻疹透发不畅，可与升麻、葛根同用，以托毒透疹。痹痛日久或卒中后遗症，正气不足、手足无力、肌肤麻痹，或肢体痿废、脉弱无力者亦多用之。兼血虚者配当归、鸡血藤，兼血瘀者配桃仁、红花，下肢痿软配木瓜、杜仲、牛膝等。黄芪是一味使用面较广的补气药，现已制成注射剂，可用于多种慢性疾病，如白细胞减少症、迁延性肝炎、慢性肾炎等；还可用于病后体弱气虚、抵抗力低下的患者。黄芪有蜜炙

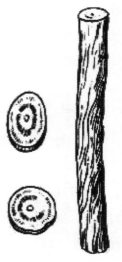
黄芪药材

和生用之分，炙用偏于补中，生用偏于固表、利水、托毒。煎服用量 10 ～ 15 克，大剂量可用 30 克。注射剂每毫升相当于生药 1 克，每次 2 ～ 4 毫升肌肉注射，每日一次。凡表实邪盛、气滞湿阻、食积内停、阴虚阳亢、痈疽初起或溃后热毒尚盛者，均宜慎用。

甘草

豆科甘草属一种。名出《神农本草经》。多年生草本。茎带木质。奇数羽状复叶；小叶 3 ～ 8 对，卵圆形，先端尖或钝。总状花序腋生，萼钟状，有 5 齿；蝶形花冠紫红或紫蓝色，旗瓣卵圆形，有短柄，翼瓣和龙骨瓣均具长柄。荚果弯曲成镰刀状或环状，外面密布褐色细刺，有 6 ～ 8 颗种子。

甘草喜干旱，适生于砂土或砂质壤土，故又为干燥地带钙质土指示植物。甘草根及根状茎粗大，圆柱形，剥去外皮呈黄色，含甘草酸，性平、味甘，有和中缓急、清热解毒、补脾和胃、调和诸药之功，又用作烟草加料剂及蜜饯、糖果的香料。

甘草属约 30 种，分布于温带和亚热带地区，多数产欧、亚两洲；中国约有 8 种，分布于东北、华北和西北地区。光果甘草和胀果甘草的根和根状茎亦可作为药用甘草。

大枣

常用补气养血药。别名干枣、美枣、良枣、红枣。始载于《神农本草经》。为鼠李科植物枣的成熟果实。

大枣味甘，性温。归脾、胃经。功用补中益气，养血安神。主治脾虚食少，乏力便溏，妇人脏燥。

大枣甘温，补气养血，可用于中虚血亏之证。治脾胃气虚，肢体倦怠，食少便溏，配党参、白术、茯苓同用，以补中益气。治营气不足，面色萎黄，心悸羸瘦，配何首乌、阿胶同用，以养血安神。治妇女脏阴不足，营血亏虚，七情郁结，心神不安之脏燥证，配甘草、小麦同用，以养血柔脏。此外，大枣甘温和缓，与峻烈泄降之品如葶苈子等同用，可缓和药性，防其伤正。内服用量 6～15 克。

鹿茸

名贵补阳中药。可采用人工驯养繁殖技术获得。为鹿科动物梅花鹿或马鹿雄鹿未骨化的幼角。入药始载于《神农本草经》。味甘、咸，性温。归肾、肝经。乃血肉有情之品，功善补肾阳、温督脉、益精血、强筋骨，为补阳益精的要药，既治肾阳虚衰之阳痿滑精、宫冷不孕、遗尿或尿频、畏寒肢冷，又治精血亏损之羸瘦神疲、眩晕耳鸣、耳聋目暗，以及小儿发育迟缓、腰脊酸痛、筋骨痿软等。因其补肾阳、益精血，又能兼调冲任、止带下、托疮毒，而分别用治妇女冲任虚寒之崩漏、带下，阴疽疮肿内陷不起或疮疡久溃不敛等。研末冲服，一日

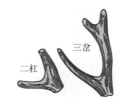

二杠　三岔

鹿茸

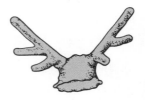

鹿茸

用量 1～3 克，分 3 次服；或入丸、散剂，随方配制。服用本品宜从小量开始，不可骤用大量，以免阳升风动而头晕目赤或助火动血而致鼻衄。凡阴虚阳亢、血分有热、胃火盛或肺有痰热，以及外感热病者忌用。

冬虫夏草

真菌界子囊菌类麦角科虫草属一种。名贵滋养强壮中药。又称虫草、冬虫草、夏草冬虫。始载于《本草备要》。为一种寄生菌，寄生在蝙蝠蛾科昆虫蝙蝠蛾幼虫上。菌在冬季侵入蛰居于土中的幼虫体内，吸取养分而生存，故名冬虫；夏季则由虫体头部生出子座，类似于草，故名夏草。两者合称为冬虫夏草。味甘，性微温。归肺、肾经。功能补肾阳、益肺阴，兼止血化痰。主治肾阳不足之阳痿遗精、腰膝酸痛，肺虚或肺肾两虚之久咳虚喘、劳嗽痰血，以及病后体

菌座横切面，示子囊果

虫与菌体全形，上部为菌座，下部为已死的幼虫

冬虫夏草

虚不复或自汗畏寒、易于感冒等虚损诸证。煎服用量6～12克，研末服1.5～3克。肺热咯血患者不宜单味服用，有表邪者忌服。

龟甲

滋阴药。又称龟板、龟版。始载于《神农本草经》。为龟科动物乌龟的背甲及腹甲。龟甲味咸、甘，性寒。归肝、肾经。功用滋阴潜阳，益肾健骨，养血补心。主治阴虚发热，骨蒸盗汗，阴虚阳亢，头晕目眩，虚风内动，手足瘛疭，筋骨萎软，囟门不合，小儿行迟，心虚惊悸，失眠健忘，及阴虚血热，崩漏经多等证。龟甲用治阴虚发热，骨蒸盗汗，常配伍知母、熟地黄等同用。阴虚阳亢，虚风内动，可配阿胶、鳖甲、生牡蛎等滋阴潜降之品同用。肝肾不足，筋骨萎软，囟门不合，小儿行迟，可配伍牛膝、锁阳、当归等，以培补肝肾，强筋健骨。心虚惊悸，失眠健忘宜配伍石菖蒲、远志等，以养血补心，安神定志。若阴虚血热，崩漏经多者，宜配伍黄芩、白芍等。孕妇及胃有寒湿者忌用。

当归

伞形科当归属的一种。多年生草本植物。根是中国传统医学中的妇科药材。宋陈承合著《本草别说》称当归能使气血各有所归，当归之名由此而来。

当归根的功能为养血、活血、调经、润肠，用以主治月经不调、经闭、痛经、崩漏、风湿痹痛、痈疽疮疡、肠燥便秘等。有刺激子宫收缩、降低血压、抑菌平喘等作用。

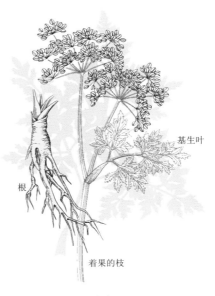

基生叶

根

着果的枝

当归

熟地黄

常用补血药。别名熟地。始载于《本

草图经》。为玄参科多年生草本植物地黄根经加黄酒拌蒸至内外色黑而油润，或直接蒸至黑润而成。因其色黄，质量下沉，蒸熟晒干入药，故名。

熟地黄味甘，性微温。归肝、肾经。功用滋阴补血，益精填髓。主要用于肝肾阴虚，腰膝酸软，骨蒸潮热，盗汗遗精，内热消渴，血虚面色萎黄，心悸怔忡，月经不调，崩漏下血，眩晕，耳鸣，须发早白等。

熟地黄对内分泌具有一定的调整作用。另外具有强心、利尿、降血糖作用，能使接受钴-60

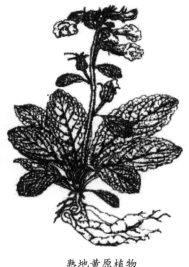

熟地黄原植物

照射所致的血小板损害减轻，并能加快其回升。熟地黄的醇提物既能明显缩短凝血时间，又能明显对抗凝血酶和内毒素诱发的实验性 DIC 的发生。能增强肉状内皮系统的吞噬功能，特别对免疫功能低下者作用更为明显。对于亚硝氨类所致实验性胃鳞癌具有明显的对抗作用。对中枢神经系统有抑制作用，因而有镇静作用。并具有加强蛋白质合成作用。熟地黄水煎液具有一定的抗菌作用。以熟地黄每日 30～50 克，水煎服用，连续 2 周，可使血压、血清胆固醇和甘油三酯有所下降，脑血流图和心电图有所改善。

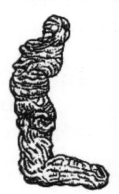

熟地黄

何首乌

常用补血中药。始载于《日华子本草》。为蓼科植物何首乌的块根。削去两端，洗净，切片，晒干或微火烘干，称生首乌；若以黑豆煮汁拌蒸，晒后变成黑色，称制首乌。制首乌味甘、涩，性微温。归肝、肾经。功能补肝肾、益精血、乌须发，主治肝肾精血亏损所致的头晕耳鸣、心悸失眠、腰膝酸软、须发早白、梦遗滑精或崩漏带下等。现代用于高脂血症、高血压病、冠心病等属肝肾精血亏损者，亦有相当效果。生首乌味甘、苦，性平。归心、肝、大肠经，补益力弱。功能截疟、润肠通便、解毒，用治体虚久疟、肠燥便秘及痈疽、瘰疬等。此外，对血燥生风之皮肤瘙痒及疮疹等，配伍相应药物内服或外洗，亦有一定疗效。煎服用量6～12克。大便溏泄和湿痰重者不宜。调剂时忌铁器。

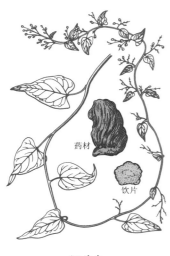

药材

饮片

何首乌

阿胶

常用补血养阴中药。始载于《神农本草经》。以产于山东东阿县而得名。为驴的皮去毛用东阿的阿井水熬制而成的固体胶块。味甘，性平。归肺、肝、肾经。为血肉有情之品。功能补血，止血，养阴润燥。一善治血虚诸证。二能治咳血、吐血、尿血、便血、血痢、妇女崩漏、妊娠下血等多种出血证，最宜于兼见阴虚、血虚者。三能既治阴虚火旺之虚烦失眠或阴（血）虚风动之手足蠕动，又治阴虚肺燥之干咳痰少或痰中带血、咽喉干燥等。汤剂内服用量5～15克，以黄酒或清水烊化后兑服；或入丸、散剂。止血常用阿胶珠或用蒲黄炒，润肺用蛤粉炒。阿胶滋腻，有碍消化，故脾胃虚弱、大便易溏者慎服。

龙眼肉

常用补血药。别名益智、蜜脾、龙眼干、桂圆肉、元肉等。始载于《神农本草经》。为无患子科植物龙眼的假种皮。因其形如传说中的龙眼，故名。

龙眼肉味甘，性温。归心、脾经。功用补益心脾，养血安神。主治气血不足，心脾两虚，心悸怔忡，健忘，失眠，食少体倦，血虚萎黄等。

龙眼肉具有强壮作用，可促进生长和

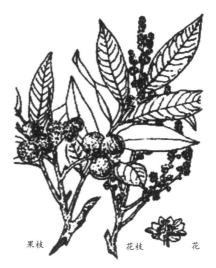

果枝　　花枝　　花

龙眼

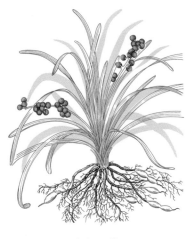

麦冬植株

增加体重以强壮体质。还具有抗应激作用。可显著延长小鼠常压耐氧存活时间，减少低温下死亡率，并延长动物高温下存活时间。本品可明显增加小鼠脾脏重量，增强免疫功能。龙眼肉水浸剂对于某些癣菌有抑制作用。

麦冬

百合科沿阶草属的一种。又称沿阶草、麦门冬、书带草、羊韭。多年生常绿草本植物。中国除华北、东北、西北外，大部分地区都有野生或栽培；也产于日本、越南和印度。可供庭园观赏，块根则供药用。麦冬入药，始载于《神农本草经》。以四川的川麦冬和浙江的杭麦冬最为著名。

麦冬作中药有养阴生津和润肺止咳作用。可治阴虚干咳少痰、心烦失眠、津伤口渴、便秘等。煎服用量6～15克。凡脾胃虚寒、痰湿内阻者忌服。

枸杞子

常用补阴药。别名杞、枸、枸忌、苟杞子、甜菜子、羊乳、杞子、红青椒、狗奶子、枸杞果、地骨子、狗茄茄、红耳附、血枸子、枸杞头、枸地芽子、枸杞豆、血杞子、贡果、果杞等。始载于《神农本草经》。为茄科植物宁夏枸杞的干燥成熟果实。因枸、杞古均为树名，其棘如枸之刺，茎如杞之条，故兼名之。

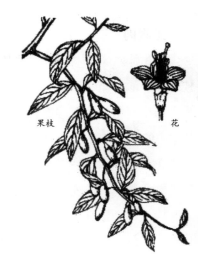

果枝　　　　花

枸杞子味甘、性平。归肝、肾经。功用滋补肝肾，益精，明目。主治虚劳精亏，腰膝酸痛，眩晕耳鸣，内热消渴，血虚萎黄，目昏不明等。

枸杞子对于机体的免疫功能具有调节作用，有增强或促进体液免疫及细胞免疫的功能；枸

宁夏枸杞子原植物

杞子还具有抗肿瘤作用，其结合放疗则显示出明显的放射增敏作用，可减少化疗对造血系统的抑制及胃肠道反应等副作用，还可改善免疫功能低下状态；枸杞子的多糖类成分，有延缓衰老和改善记忆的作用；对细胞内遗传物质损伤具有保护作用；枸杞子多糖尚具有降血糖、降血脂及保肝、抗脂肪肝作用；还有生长刺激作用及拟胆碱样作用；枸杞子浸出液对金黄色葡萄球菌等 17 种细菌有较强的抑菌作用。

百合

百合科一属。多年生草本植物。球根花卉。中国汉代《神农本草经》中有百合可供药用的记述。

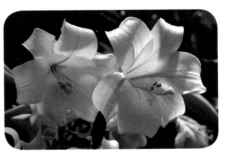

白花百合

百合性耐寒而不耐热。多数喜冷凉、湿润的半阴环境。适宜富含腐殖质、排水良好的微酸性土。以分球繁殖为主。可用经二三年培养、已达花龄的子球作种球。病害很多，主要有细菌性软腐病、立枯病等，可用杀菌剂防治。

百合用作园林观赏植物时，高大者宜与灌木等配植成丛，栽于常绿树前；中高者适于在疏林下成片栽植，也可栽作花境背景；低矮者宜配植作花境、花坛前沿或散植于林缘、岩石园；也可盆栽观赏。因其梗长花大，还适做切花；但需剪除花药，以免污染衣服。鳞茎富含营养，其干、鲜品及加工制品可供食用或入药，可润肺止咳、清心安神。

[十八、固涩药]

以收敛固涩为主要作用的一类中药。又称收涩药。

功用　固涩药性味大多酸、涩，有固表止汗、涩肠止泻、固精缩尿、固崩止带、收敛止血、敛肺止咳等作用。

分类及适应证　　固涩药主治正气虚极、元气不固，气、血、津、液滑脱不禁之证。根据药物的作用、归经及主治病症的不同，可分为固表止汗药、涩肠止泻药、固精止遗药、固崩止带药、敛肺止咳药五类。①固表止汗药。多入心、肺、胃经，主治肺气不足、卫阳虚弱不能固表，汗液外泄而出现的自汗证，及阴虚火旺、内热炽盛，逼迫津液外泄所致的盗汗证。常用的药有浮小麦、糯稻根、碧桃干等。②涩肠止泻药。多入脾、胃、肾、大肠经，主治脾胃虚弱、中气下陷或脾肾阳虚所致的大肠滑脱不禁、久泻久痢及脱肛等。常用药有诃子、赤石脂、禹余粮、肉豆蔻、石榴皮、莲子、橡实、没食子等。③固精止遗药。多入肾经，主治肾阳不足等所致的遗精滑泄、遗尿尿频，甚至小便失禁等。常用药有芡实、山茱萸、金樱子、桑螵蛸、覆盆子、益智仁、莲须等。④固崩止带药。多入脾、胃、肝、肾经，主治中气虚弱、肝肾不足、冲任失调所致的白带过多、绵绵不断以及崩中漏下等出血证。常用药有海螵蛸、椿白皮等。⑤敛肺止咳药。多入肺、肾经，主治肺气虚弱或肺肾两虚的久咳虚喘证。常用药有五味子、乌梅、五倍子等。

五味子

木兰科五味子属一种，多年生落叶藤本植物。植株可供观赏，果实习称"北五味子"，供药用。中国东北、华北等地都有野生或栽培。以辽宁省所产质量最佳，有"辽五味"之称。俄罗斯、韩国、朝鲜、日本也有出产。唐李勣等《新修本草》载"五味皮肉甘酸，核中辛苦，都有咸味"，故有五味子之名。五味子属植物在中国约有 20 种。产于中国中部的华中五味子果实亦入药，称南五味子。

果实作中药，有益气生津、敛肺滋肾、止汗、止泻、涩精、安神等功能，可治久咳虚喘、津少口干、自汗盗汗、遗精久泻、健忘失眠等。能调节中枢神经系统的兴奋和抑制过程，促进肌体代谢，调节胃液和

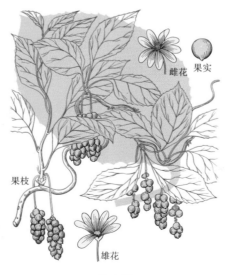

雌花
果实
果枝
雄花
五味子

胆液分泌。果皮及成熟种皮含木脂素，是五味子的药用有效成分，其中包括多种五味子素。种子含脂肪，油脂可制肥皂或机械润滑油。茎叶及种子均可提取芳香油。

莲子

常用固涩药。又名藕实、莲实、水芝丹。始载于《神农本草经》。为睡莲科多年生草本植物莲的成熟种仁。

莲子味甘、涩，性平。归脾、肾、心经。功用补脾止泻，益肾固精，养心安神。主治脾虚久泻，食欲不振，肾虚不固，遗精，滑精，腰痛耳鸣，心肾不交，心悸失眠及妇女崩漏，白带过多等。

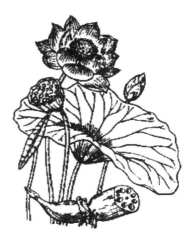

莲原植物

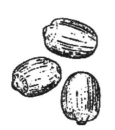

莲子药材

莲子含多量的淀粉和棉子糖、蛋白质、脂肪、碳水化合物、磷、钙、铁等。莲子具有降压、抗心律失常、抗心肌缺血及抑制心肌收缩力的作用，并有收敛及镇静作用。

［十九、外用药］

只能外用的药，是通过与体表局部直接接触而起治疗作用的药物。外用药可根据病情需要用不同的剂型。要格外注意用药安全。只能外用的药物，千万不要内服。

功用　外用药分别具有解毒消肿、提脓拔毒、祛腐平胬、生肌收口、止血、杀虫、止痒、发泡等作用。部分药物往往同时具有上述某几种功能；有些药物还具有补火壮阳、祛风通络、泻下通滞、散瘀定痛、破结消癥、消痰定喘、镇惊、截疟、开窍等内治作用。

分类及适应证　外用药主要用于痈疽疮毒、瘰疬、疥癣、外伤、蛇虫咬伤、烫伤及五官疾患等。根据其不同功用，可将外用药分为消肿解毒药、排脓祛腐药、止血生肌药、燥湿杀虫止痒药及发泡药5类。①消肿解毒药。能消散肿毒，用于各种疮疡初起、肿势局限而未溃破者，以及蛇虫咬伤者。常用的消肿解毒药有蓖麻籽、露蜂房等。②排脓祛腐药。能提脓拔毒、化腐蚀疮，促使疮疡内蓄脓毒早日排出、腐肉迅速脱落。用于疮疡脓成未溃，或瘰疬、结核、恶疮溃后脓毒未尽、腐肉不脱、胬肉突出、死肌、瘘管、窦道以及赘疣、息肉等。常用的排脓祛腐药有升药、降药、铅丹、硇砂、斑蝥等。③止血生肌药。能制止出血，促进新肉生长，加速疮口愈合。用于各种外伤出血，疮疡溃后腐肉已脱、脓水将尽之时，以及疮口久不收口者。常用的止血生肌药有儿茶、血竭等。④燥湿杀虫止痒药。能使皮肤溃疡及湿疹局部减少滋水渗出，还有防腐、杀虫、止痒之功。用于湿毒、湿疹浸淫不已，疮面糜烂、滋水渗出较多，以及疥疮、顽癣、瘾疹瘙痒等。常用的燥湿杀虫止痒药有蛇床子、木槿皮、松花粉、炉甘石、硼砂、白矾、硫黄、雄黄、密陀僧、轻粉等。⑤发泡药。能通过敷贴患处或穴位，使局部皮肤灼热疼痛，出现水泡。用于疟疾、哮喘、急性黄疸等。

雄黄

常用解毒杀虫药。别名黄食石。始载于《神农本草经》。为硫化物类矿物雄黄族雄黄。汉魏医家吴普称："生山元阳，故曰雄，是丹之雄，所以名雄黄也。"

雄黄味辛、苦，性温，有毒。归肝、胃经。功能解毒杀虫，燥湿祛痰，截疟。主治痈疽疔毒、喉风喉痹、走马牙疳、湿疮疥癣、蛇虫咬伤，以及虫积、惊痫、久疟、哮喘等证。

雄黄主含二硫化二砷。体外试验对多种皮肤真菌、化脓性球菌、肠道致病菌、耻垢杆菌，人型、牛型结核杆菌等均有抑制作用。

[二十、药物的配伍和禁忌]

配伍

根据病情需要和药性特点有选择地将两种或两种以上的药物配合在一起应用。最初治疗疾病多采用单味药物。随着药物品种的日益增多，对药性特点的不断明确，用药也由简到繁，出现了多种药物配合应用的方法。配伍既能照顾复杂病情，又可增强疗效，减少毒副作用，因而被广泛采用。

相须 即功效相似的同类药物合用后，可以起协同作用而增强原有药物的疗效。如全蝎、蜈蚣同是平肝熄风药，二药合用能明显提高止痉定搐的作用；银花、连翘同用，增强了清热解毒、凉散风热的功效。

相使 即两类药性、作用不同的药物，主辅相配后，辅药可以助主药提高功效。此法与相须同是配伍中最常用的方法。如黄芪配茯苓治脾虚水肿，黄芪为健脾利水的主药，茯苓淡渗利湿，可以增强黄芪利尿消肿的作用；又如石膏配牛膝治胃火牙痛，石膏为清胃泻火的主药，牛膝活血消肿、引火下行，可以增强石膏清火止痛的作用。

相畏 即两种药物合用后，一种药物的毒副作用或功能被另一种药物所抑制。如甘遂畏大枣，大枣可以抑制甘遂攻伐脾胃的毒副作用，使其峻下而免伤脾胃。半夏畏生姜，生姜可以抑制生半夏刺激黏膜的毒副作用，更好地发挥半夏降逆止呕的疗效。

相杀 即两种药物合用后，一种药物能缓解或消除另一种药物的毒副作用。如绿豆杀巴豆毒，麝香杀杏仁毒等。

相杀与相畏系属同一种配伍关系的两种提法，是药物间相互对待而言的。

相恶 即一种药物能破坏另一种药物原有的功效。如人参恶莱菔子，莱菔子如与人参合用，能削弱人参的补气作用；生姜恶黄芩，黄芩能削弱生姜温中散寒的作用。

相反 即两种药物同用，能产生或增强毒性反应或副作用。如甘草反甘遂。

在中药配伍的研究与探索中，还发现有的药物配伍应用后，能产生与原药物不同的新功效，如桂枝配芍药以调和营卫，柴胡配黄芩以和解少阳，大黄配肉桂以温阳通便，桔梗配枳壳以宣降肺气，肉桂配黄连以交通心肾等，都是对七情配伍用药规律的补充和发展。

十八反

中国古代医家总结的用药配伍禁忌经验。现存文献中最早提到相反药的是汉代《神农本草经》。五代的《蜀本草》注文中云："相反者十八种"，是十八反一词的来源。相反药歌诀，据南宋陈衍《宝庆本草折衷》卷二记载，最早见于《经验方》。反是指反药，即某些相反药物同用，能产生毒副作用。十八反的具体内容是：甘草反大戟、海藻、芫花、甘遂；乌头反贝母、栝楼、半夏、白蔹、白芨；藜芦反人参、丹参、沙参、苦参、细辛、芍药。

今世流传最广的"十八反歌"源于金代张子和《儒门事亲》："本草明言十八反，半蒌贝蔹及攻乌，藻戟遂芫俱战草，诸参辛芍叛藜芦。"

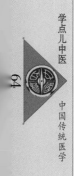

十九畏

中国古代医家所总结的用药配伍禁忌经验。具体内容是：硫磺畏朴硝，水银畏砒霜，狼毒畏密陀僧，巴豆畏牵牛，丁香畏郁金，牙硝畏三棱，川乌、草乌畏犀角，人参畏五灵脂，官桂畏赤石脂。十九畏中的药物并不是相畏的配伍关系，而主要是相恶和相反。

十九畏歌诀最早见于明代刘纯《医经小学》："硫磺原是火中精，朴硝一见便相争，水银莫与砒霜见，狼毒最怕密陀僧，巴豆性烈最为上，偏与牵牛不顺情，丁香莫与郁金见，牙硝难合京三棱，川乌草乌不顺犀，人参最怕五灵脂，官桂善能调冷气，若逢石脂便相欺，大凡修合看顺逆，炮爁炙煿莫相依。"

禁忌

为确保安全有效地用药而规定在用药期间须禁止和注意的事项。包括配伍禁忌、证候禁忌、妊娠禁忌和饮食禁忌。

配伍禁忌　即在配伍用药时应避免有些药物一起使用，以免降低、破坏药效或产生剧烈的毒副作用。十八反和十九畏所包括的药物即属配伍禁忌的药物。

证候禁忌 指某种药物对某些病症有害而应禁忌。由于药物的药性不同，其作用各有一定的适应范围和专长，因此临床用药也就有所禁忌。如麻黄对于表虚自汗、阴虚盗汗以及肺肾虚喘者应忌用。除极少数药性平和的药物外，一般药物多有证候禁忌。

妊娠禁忌 某些药物有损害胎元、影响胎儿发育或引起流产等毒副作用，属于妊娠禁忌。根据药物对胎儿及母体损害程度的不同，可分为禁用与慎用两类。①禁用药：多属于毒性较强或药性猛烈的药物，一般不能使用。如巴豆、商陆、千金子、芫花、雄黄、砒霜、铅丹、硫黄、硇砂、乌头、附子、关白附、干漆、水蛭、虻虫、麝香等。②慎用药：多属于通经祛瘀、破滞行气、渗泄滑利、辛热燥烈、镇降或涌吐等类药物，一般应尽量避免应用，非用不可时，须酌情使用。如当归尾、苏木、桃仁、红花、蒲黄、五灵脂、没药、牡丹皮、穿山甲、王不留行、马鞭草、皂角刺、刘寄奴、三棱、莪术、大黄、芒硝、郁李仁、枳实、厚朴等。

饮食禁忌 指服药期间应禁忌某些食物。又称食忌、忌口。食物与药物同样有防治疾病的作用。因此，除平时根据体质及季节进行调养外，患病期间尤当注意饮食禁忌，以免食物与药物性能相拮抗，抵消治疗作用；也避免食物性能与疾病性质相抵触，而使病情恶化。饮食禁忌总的原则是忌食生冷、油腻、腥膻及有刺激性的食物。根据病情不同，饮食禁忌又有区别。如寒性疾病忌食瓜果生冷食物，热性疾病忌食辛辣油腻食物，虚性疾病禁食清泄寒滑食物，实性疾病禁食温补固涩食物，肝阳上亢、烦躁眩晕者忌食胡椒、辣椒、大蒜、白酒等辛热助阳之品，胸痹心痛者忌食肥肉、动物内脏等油腻高脂食物，肺痨咳血、肺痈吐脓者忌食辛辣燥烈刺激性食物，消化不良、脾胃虚弱者忌食油炸黏腻、寒冷固硬、不易消化的食物，湿热黄疸、胁痛口苦、湿热泻痢者忌食肥肉油腻生冷食物，肾病水肿者忌食盐、碱太多和酸辣太过的食物，口腔糜烂者忌食油炸及炒花生、瓜子等香燥食物，痔疮、肛裂者忌食辛辣刺激性食物，疮疡、风疹、湿疹等皮肤病及过敏性哮喘、紫癜等病者忌食鱼、虾、蟹、猪头肉、猪蹄、鸡、鹅、羊、韭菜、芥菜等发物。此外，古代文献记载：甘草、黄连、桔梗、乌梅忌猪肉，薄荷忌鳖肉，丹参、茯苓、茯神忌醋，鳖甲忌苋菜，常山忌葱，地黄、何首乌忌葱蒜、萝卜，土茯苓、使君子忌茶，蜜反生葱，柿反蟹等。这些均应作为饮食禁忌的参考。

［二十一、中药的煎法、剂量、服法］

煎法

中药汤剂的煎煮方法。汤剂是中药最常用的剂型之一，自商代伊尹创制以来一直沿用至今，经久不衰。汤剂的制作对煎药器具、用水、浸泡、火候、时间、次数、方法等都有一定的要求。

煎药器具　以陶瓷器皿中的砂锅、瓦罐为好，因其化学性质稳定，不易与药物成分发生化学反应，并且导热均匀、保暖性好。其次，可用白色搪瓷器皿或不锈钢锅。忌用铜、铁、铝等金属器具。因为金属元素容易与药液中的中药成分发生化学反应，可能使疗效降低，甚至产生毒副作用。

煎药用水　古时曾用长流水、井水、雨水、泉水、米泔水等煎煮。现多用自来水、井水、蒸馏水等，但总的来说，以水质洁净、新鲜为好。

煎前浸泡　饮片煎煮前浸泡既有利于有效成分的充分溶出，又可缩短煎煮时间，避免因煎煮时间过长，导致部分有效成分损耗、破坏。多数药物宜用冷水浸泡，一般药物可浸泡20～30分钟，种子、果实类药物可浸泡1小时。夏季气温高，浸泡时间不宜过长，以免腐败变质。

用水量　一般用水量为将药物适当加压后，液面淹没过药物约2厘米为宜。质地坚硬、黏稠或需久煎的药物用水量可比一般药物略多；质地疏松、或有效成分容易挥发、煎煮时间较短的药物，则液面淹没药物即可。

煎煮火候及时间　煎煮火候有文火、武火之分。文火是指使温度上升及水液蒸发缓慢的火候；武火又称急火，是指使温度上升及水液蒸发迅速的火候。煎一般药宜先武火后文火，即未沸前用武火，沸后用文火保持微沸状态，以免药汁溢出或过快熬干。解表药及其他芳香类药物，一般用武火迅速煮沸，改用文火再煎10～15分钟即可。有效成分不易煎出的矿物类、骨角类、甲壳类及补益药，一

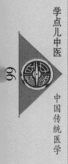

般需文火慢煎，时间宜长，煮沸后再续煮 30 ～ 60 分钟，使有效成分溶出。

榨渣取汁　汤剂煎后应榨渣取汁。因一般药物加水煎煮后都会吸附一定药液。其次，已溶入药液中的有效成分可能被药渣再吸附。如药渣不经压榨取汁就抛弃，会造成有效成分损失。尤其是一些遇高热有效成分容易损失或破坏而不宜久煎或煎两次的药物，药渣中所含有效成分所占比例会更大，榨渣取汁的意义就更大。

煎煮次数　一般来说，一剂药可煎 3 次，最少应煎 2 次。因为煎药时药物有效成分首先会溶解在进入药材组织的水液中，然后再扩散到药材外部的水液中，待药材内外溶液的浓度达到平衡时，因渗透压平衡，有效成分就不再溶出了。这时，只有将药液滤出，重新加水煎煮，有效成分才能继续溶出。为了充分利用药材，避免浪费，一剂药最好煎煮 2 ～ 3 次。

入药方法　一般药物可以同时入煎，但部分药物因其质地、性能及临床用途不同，煎煮时间方法不同，煎法比较特殊，处方上需加以注明，归纳起来包括有先煎、后下、包煎、另煎、烊化、泡服、冲服、煎汤代水等不同煎煮法。①先煎。主要指有效成分难溶于水的一些矿物、甲壳类药物，应打碎先煎，煮沸 20 ～ 30 分钟，再下其他药物同煎，以使有效成分充分析出。如磁石、代赭石、生铁落、生石膏、牡蛎、海蛤壳、珍珠母、石决明、紫贝齿、鳖甲等。川乌、附子等药物因其毒烈性久煎可以降低，也宜先煎，以确保用药安全。②后下。一些气味芳香的药物经久煎，其有效成分因挥发而降低药效，须在其他药物煎沸 5 ～ 10 分钟后放入。如薄荷、青蒿、香薷、砂仁、白豆蔻、草豆蔻等。此外，有些药物虽不属芳香药，但久煎也能破坏其有效成分，如钩藤、大黄、番泻叶等亦属后下之列。③包煎。主要指那些黏性强、粉末状及带有绒毛的药物，宜先用纱布袋装好，再与其他药物同煎，以防止刺激咽喉或药液混浊，引起咳嗽及沉于锅底，加热时引起焦化或糊化。如蛤粉、滑石、青黛、蒲黄、灶心土等。④另煎。又称另炖，指某些贵重药材，为更好地煎出有效成分，应单独另煎 2 ～ 3 小时，煎液可另服，也可与其他煎液混合服用。如人参、西洋参、鹿茸等。⑤烊化。又称溶化，主要是指某些胶类药物及黏性大而易溶出的药物，为避免入煎粘锅或黏附其他药物影响煎煮，可单用水或黄酒将此类药加热烊化后，用煎好的药液冲服，也可放入其他煎好的药液中加热烊化后服用，如阿胶、鹿角胶、蜂蜜、饴糖等。⑥泡服。又称焗服，主要是指某些有效成分易溶于水或久煎容易破坏药效的药物，可以用少量开水或用复方中其他药物的滚烫煎出液趁热浸泡，加盖闷润，减少挥发，半小时后去渣即可服用，如藏红花、番泻叶、胖大海等。⑦冲服。指某些贵重药，用量轻，为防止散失，常需要研成细末制成散剂，用温开水或其他药物煎液冲服，如牛黄、珍珠、马宝、西洋参、鹿茸、人参等；某些药物，根据病情需要，也常研成散剂冲服，如三七、白芨、血余炭、蜈蚣、全蝎、僵蚕、地龙、乌贼骨等；某些药物高温容易破坏药效或有效成分难溶于水，也只能做散剂冲服，如雷丸、鹤草芽、朱砂等。此外，还有一些液体药物，如竹沥汁、姜汁、藕汁、荸荠汁、鲜地黄汁等必须冲服。⑧煎汤代水。主要指某些药物为了防止与其他药物同煎使煎液混浊，难于服用，宜先煎后取上清液代水再煎煮其他药物，如灶心土等。此外，某些药物质轻而用量多、体积大、吸水量大，如玉米须、丝瓜络等，也须煎汤代水用。

剂量

既指每一味中药的成人一日用量，又指在方剂中各味药物之间的比例用量（相对剂量）和制剂的实际服用量。

单位　古代有重量（铢、两、钱、分等）、度量（尺、寸等）和容量（斗、升、合、勺等）等多种计量方法，用于量取各种性状不同的药物。此外，还有可与上述计量方法换算的"刀圭""方寸匕""撮""枚""束""片""条"等较粗略的计算单位。后世多以重量计量固体药物。明清以来，普遍采用16进位制，即1斤＝16两＝160钱。为了统一计量单位，中华人民共和国国务院规定自1979年起，中药生产及处方计量一律采用国际单位制，即用千克、克、毫克计量单位。为了换算方便，采取如下近似值：1两（16进位制）＝30克（实际上1两＝31.25克）；1钱（16进位制）＝3克（实际上1钱＝3.125克）；1分（16进位制）＝0.3克（实际上1分＝0.3125克）。

用量　直接关系到药效。药量太小起不到治疗作用，过大则可造成不良后果。虽然中药绝大部分是原生药，药性比较平和，但也有少数性质猛烈或有剧毒的药物，其用量必须严格控制，以免发生意外。药物用量的大小可根据以下几点考虑确定。①配伍、剂型与用量的关系。一般情况下，同一药物单用剂量比复方用量大；汤剂较丸剂、散剂用量大；方剂中的主药比辅药用量大。②药物性质与用量关系。一般情况下，性质平和的药物用量可大些；药性猛烈或有毒的用量宜小；剧毒药物应严格控制在安全限度内。金属、矿石、贝壳等质重无毒的药物用量可大，花叶类等质轻的或芳香走散的药物用量宜小。味重滋腻的补药用量可稍大，鲜品较干品的用量大 1～2 倍，珍贵药物用量较小。③病情、病程、体质和年龄与用量的关系。一般情况下，重病、急病和病情顽固者用量宜大，轻病、慢性病用量宜小；新病用量宜大，久病用量宜小；体质强壮者用量宜大，年老体弱和妇女儿童用量宜小。5～10 岁儿童的用量是成人的 1/2，5 岁以下儿童的用量是成人的 1/4，乳幼儿应更少。④季节、地区与用量的关系。如服用发汗解表药时，炎热季节或南方地区剂量宜减，寒冷季节或北方地区剂量宜稍增。

具体用量除峻烈药、毒性药和某些精制、贵重药外，一般中药的常用内服剂量约为 5～10 克，部分常用量较大的为 15～30 克。

服法

服用中药所应遵循的方法和注意事项，对确保疗效和防止副作用有直接关系。

服药温度　汤剂一般宜温服，但热证用寒药宜冷服，寒证用热药宜热服。若用从治法时，则热药宜冷服，凉药宜热服。发散风寒药宜热服，并多饮开水或药后进热粥以助汗出。滋补温养药宜温服，以利消化吸收。丸剂、散剂除特殊规定外，一般用温开水送服。

服药时间　根据病情和药性而定。补益剂和病在下者，一般宜饭前服，驱虫药和泻下药大多空腹服，以便迅速进入肠内充分发挥疗效。对胃肠刺激性较大的药宜饭后服。安神药宜睡前半小时至 1 小时服。截疟药于发病前 2～3 小时服。其他药一般宜饭后服。无论饭前、饭后服药都应略有间隔（约 1～2 小时）。

服药次数　每剂中药通常分早、中、晚三次服用。病缓者可上、下午各服一次。病重、病急者可每隔 4 小时左右服一次，昼夜不停，使药力持续。病在上部者，宜少量多次分服；病在下部者，宜一次顿服。咽喉疾患宜缓慢频服。服用发汗药、泻下药时，以得汗或得下为度，适可而止。

特殊服法　呕吐患者，若服汤药易吐，可先饮姜汁少许，或药中加适量生姜汁。亦可采取少量频服的方法。神昏口噤患者，可用通关散搐鼻得嚏，或以乌梅擦牙，待开噤后，将药汁缓缓灌下，也可用鼻饲法灌服。胃气虚弱、闻药欲吐时，可在鼻上涂少许醋，或药汁中加少量食糖、蜂蜜，矫味后服，或煎浓汁少量频服。

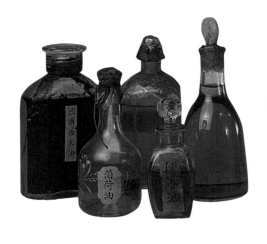
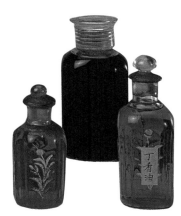

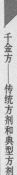

第三章　千金方——传统方剂和典型方剂

本章举例介绍了一些中国古代的传统方剂以及常见的典型方剂，供读者概要性了解传统医学。需要注意的是中医药的配制和使用均须在医师指导下进行。

［一、解表剂］

以辛散轻扬的解表药为主组成的方剂的统称。有发汗解肌、疏散表邪及解表透疹、解表消疮、宣肺通窍、疏风明目等作用。主治各种表证以及表邪外束，麻疹不透；疮疡初起，兼有表证；风热上攻，目赤翳障等。

银翘解毒丸

治疗温病初起，邪在卫分，发热恶寒，口渴头痛，咳嗽咽痛等风热表证的丸剂中成药。方剂来源于《温病条辨》。因方中重用金银花、连翘疏散透表，清热解毒，故名。原为散剂，名银翘散，现改为丸剂。

主治病症　主治温病初起，邪在卫分所致发热，微恶寒，口渴头痛，咳嗽咽痛，舌尖红，苔薄黄，脉浮数等风热表证；或风疹初起，发热作痒；或麻疹初起，透发不畅；或痄腮及疮疡初起。见有上述风热表证者皆可用。

西医诊为流行性脑脊髓膜炎、乙型脑炎、流行性感冒、急性扁桃体炎、麻疹、荨麻疹、化脓性皮肤病等初起者均可用此药。

剂量用法　此药为蜜丸制剂，每丸重9克。成人口服每次1丸，每日两次，小儿酌减。芦根煎汤送服为好。外感风寒者忌用。忌食辛辣油腻之品。本品为处方药，用药应遵医嘱。

板蓝根冲剂

治疗风邪热毒上攻头面，咽痛不利，或热迫营血导致斑疹丹毒的冲剂中成药。方剂来源于《中华人民共和国药典》(1990年)。

主治病症　主治风热时毒，上攻头面，头面红肿焮痛，伴口渴咽痛之大头瘟毒；风邪热毒外袭体表，发热无汗，上攻咽喉，口干咽痛；阳明热炽，内迫营血，或邪热郁肺，内窜营分，血溢脉外，发为斑疹；血分有热，外感风湿热邪，内外合邪，或由于皮肤黏膜破损，感染邪毒而致丹毒，证见恶寒发热，皮肤局部出现红斑，红肿焮痛。

西医诊为急性扁桃体炎、急性咽炎、颜面丹毒、猩红热、流行性腮腺炎、流行性乙型脑炎、流行性感冒等属热毒所致者均可使用，并可用于预防流行性感冒、病毒性肝炎和小儿麻疹。

剂量用法　此药为颗粒状冲剂，每袋重12克。成人口服每次12克，每日两次，小儿减半。此药性味苦寒，故不宜久服过服，以防寒凉败胃。

防风通圣丸

治疗外感风邪，内有蕴热，感冒头痛及风湿热毒，疮疡肿毒，风疹湿疹，肠风下血，痔漏肿痛的丸剂中成药。方剂来源于《宣明论方》，原名防风通圣散。此药因功效得名，清代名医王泰林说："此为表里气血三焦通泻之剂，汗不伤表，下不伤里，名曰通圣，极言其用之神耳。"

主治病症　主治外感风邪，内有蕴热，表里俱实，感冒头痛，恶寒发热，目赤头昏，口渴咽痛，尿赤便秘，或内蕴湿热，复感风邪，风湿热毒，凝聚肌肤，发为疮疡肿毒，焮红作痛，湿疹、风疹，疹点色红作痒，恶寒壮热，头痛口渴，便秘尿赤；或风湿热毒，蕴结大肠所致肠风下血，痔漏肿痛，便秘尿赤等。

西医诊为感冒、上呼吸道感染、湿疹、荨麻疹、痤疮、多发性疖肿、神经性皮炎及痔疮、漏疮、肛门周围脓肿等均可用此药。

剂量用法　此药为水丸剂，50粒为3克，每袋装6克。口服成人每次6克，一日1～2次。体弱便溏者慎用，孕妇忌服，忌食辛辣油腻腥膻发物。

［二、清热剂］

中医用以治疗里热证的方剂。以清热、泻火、凉血、解毒以及清退虚热等为主要作用，体现中医治法中的"清法"。

牛黄解毒丸

具有清热解毒、泻火消肿作用的丸剂中成药。治疗火热内盛上攻头面、咽喉所致咽痛、目赤、龈肿等。

主治病症　火热内盛，上攻头面，咽喉或牙龈肿痛，口舌生疮，目赤肿痛，伴口中热臭，便秘溲赤等。西医诊断为急性咽炎、急性扁桃体炎、牙龈炎、口腔溃疡、舌炎、急性结膜炎等，中医辨证属火热内盛上攻者，均可应用此方。

组成用法　牛黄5克，雄黄、甘草各50克，石膏、大黄各200克，黄芩150克，桔梗100克，冰片25克。蜜丸制剂，每丸重3克。成人内服每次3克，每日2～3次。孕妇、哺乳期妇女禁用；婴幼儿禁用；对本品所含成份过敏者禁用。本品为处方药，用药应遵医嘱。切忌超剂量或自行长期服用。

牛黄上清丸

具有泻火解毒、凉血消肿，兼清热散风作用的丸剂型中成药。治疗风热上攻、肝火上炎、肺火炽盛、心胃火旺等。来源于《医学入门》，加减而成。方中以牛黄为君药，主要清泻上焦火热毒邪，故名。

主治病症　风热上攻，头痛眩晕；肝火上炎，目赤耳鸣；肺火炽盛，咽喉肿痛；心胃火旺，口舌生疮，牙龈肿痛，大便秘结等。西医诊断为感冒头痛、流行性角膜结膜炎、急性卡他性结膜炎、急性扁桃体炎、咽喉炎、口腔炎、疱疹性口炎、鹅口疮、感染性口炎、颌面部蜂窝织炎、牙龈炎以及便秘等，中医辨证属中上焦热毒火盛者，皆可用之。

用法　成人每次1丸，一日2～3次。小儿4～6岁每次半丸，一日2次；3岁以内，每次1/4丸，一日2次。以温开水送服。脾虚便溏、年老体弱者及孕妇慎用。服药期间忌食辛辣油腻之品。

六神丸

具有清热解毒、消肿止痛作用的丸剂型中成药。治疗咽喉肿痛，痈疽疮疖等。方剂来源于《雷允上诵芬堂方》。方中精选6种名贵药材，配伍精良，功效神速，制剂考究，故名。

主治病症　单双乳蛾，喉核红肿，咽喉红肿热痛，烂喉痧疹，咽喉肿痛糜烂，肌肤痧疹密布，壮热烦渴，溲黄便秘，舌红苔黄，脉数，属于风温时毒侵袭、肺胃火盛者；还可用治火毒炽盛，痈疽疮疖，无名肿毒，咽喉癌，嘶哑失音，吞咽困难者。西医诊断为急性化脓性扁桃体炎、急性咽喉炎、猩红热等，以及化脓性皮肤病，均可应用此方。

组成用法　牛黄、珍珠粉各45克，雄黄、冰片、蟾酥、麝香各30克。水丸制剂，100丸基重0.3克，每瓶装30粒。成人含服一次10粒，一日1～2次，小儿1岁服1粒，4～8岁服5～6粒，9～15岁服8粒。外用取10粒用开水或米醋少许溶成糊状，每日涂擦数次。因方中含蟾酥，不能过量服用，以免中毒。孕妇忌服。本品为处方药，用药应遵医嘱，切忌超剂量或自行长期服用。

［三、泻下剂］

中医用以治疗里实证的方剂。以通导大便、荡涤积滞、攻逐水饮等为主要作用，体现中医治法中的"下法"。

分类 ①寒下剂。适用于里热积滞实证。证见大便秘结，腹部胀满疼痛，潮热谵语，苔黄厚，脉实等。②温下剂。适用于里寒积滞实证。证见大便秘结，脘腹胀满，腹痛喜温，手足不温甚或厥冷，脉沉紧等。③润下剂。适用于肠燥津亏，大便秘结证。证见大便干结，小便短赤，舌苔黄燥，脉滑实；或大便秘结，小便清长，腰膝酸软，手足不温，舌淡苔白，脉迟。④逐水剂。适用于水饮壅盛于里的实证。证见胸胁隐痛或水肿腹胀，二便不利，脉实有力等。⑤攻补兼施剂。适用于里实正虚之大便秘结证。常以脘腹胀满，大便秘结兼气血阴津不足为主要表现。

使用注意事项 泻下剂易伤胃气，获效即止，不可过服。服药期间忌食油腻、辛辣及不易消化的食物，以防重伤胃气。

［四、祛风湿剂］

中医主治风湿痹证的方剂。以祛风除湿、通络止痛等为主要作用。

大活络丹

具有祛风、除湿、活络止痛、调理气血、补益肝肾作用的中成药。因与祛风通络的小活络丹功效相近，但用药精良、攻补兼施、主治广泛，疗效卓著，故名。

主治病症 风湿痰瘀阻于经络，正气不足之中风瘫痪、口眼㖞斜、语言謇涩等；风湿痹痛，经久不愈，关节肿胀，麻木重着，筋脉拘挛，关节变形，屈伸不利或肢体软弱无力，甚至下肢痿废不用；阴疽、流注，以及跌打损伤后期筋肉挛痛等。西医诊断为脑血管意外、癔病性昏厥、风湿性及类风湿性关节炎等，中医辨证属风湿痰瘀阻于经络、正气不足者，均可应用此方。

组成用法　每次口服1丸，每日2次，温开水或温黄酒送服。服药期间忌生冷油腻，忌气恼寒凉。孕妇忌服。本品为处方药，用药应遵医嘱，切忌超剂量或自行长期服用。

小活络丹

具有祛风除湿，化痰通络，活血止痛作用的丸剂中成药。治疗风寒湿痹或中风后遗症属于风寒湿痰瘀血，留滞经络所致的病症。原名活络丹，来源于《太平惠民和剂局方》。因具有通经活络之效，故名。

主治病症　风寒湿痹日久，影响气血津液运行输布，痰凝瘀阻，经络不通，证见肢体疼痛、麻木拘挛、关节屈伸不利，以及中风日久，风邪久稽经络，湿痰瘀血阻滞，证见半身不遂、手足麻木、腰腿沉重或腿臂间作痛，舌质淡紫、苔白，脉沉弦或涩。西医诊断为慢性风湿性关节炎、类风湿性关节炎、骨性关节炎、坐骨神经痛、肩周炎以及卒中后遗症等，中医辨证属风寒湿痰瘀血、留滞经络者，均可应用此方。

组成用法　成人每次1丸，每日2次，用黄酒或温开水送服；亦可作汤剂，方中各药饮片用量按原方比例酌减，制川乌、制草乌须先煎30分钟以上。因药性温燥，药力较峻猛，适宜体实气壮者，阴虚有热者及孕妇忌用。方中川乌、草乌毒性较大，不宜过量；在服药时不可与含有贝母、半夏、栝楼、白芨、白蔹、犀角（水牛角代）等成分的药物合用，以免中毒。本品为处方药，用药应遵医嘱，切忌超剂量或自行长期服用。

［五、祛湿利水剂］

以利水渗湿药和芳香化湿药等为主组成的方剂的统称。有化湿利水、通淋泄浊、逐水涤饮等作用。

藿香正气丸

治疗暑湿感冒，头痛身重，呕吐恶心，泄泻肠鸣，纳谷不香，口中黏腻，胸膈满闷，脘腹胀痛的丸剂中成药。方剂来源于《和剂局方》，原为藿香正气散。方中藿香，芳香化湿，辟秽化浊，解表祛暑，除四时不正之气，为主药，以主药和功能得名。

主治病症　主治暑湿感冒，发热恶寒，头身疼痛困重，呕吐恶心，胸膈满闷，脘腹胀痛，泻泄，便下清稀，肠鸣腹痛，湿滞中阻，胃呆不饥，口中黏腻，舌苔白腻，脉象濡缓者。

西医诊为胃肠型感冒、流行性感冒、急性肠胃炎及慢性胃炎、消化性溃疡、慢性胆囊炎、慢性肝炎等均可用此药。

剂量用法　藿香正气水，每瓶10毫升，成人一次口服5～10毫升，一日2次。儿童酌减。阴虚火旺者忌用此药。服药期间忌食生冷油腻。

［六、温里剂］

以温里药为主组成的方剂的统称。有温中祛寒，暖肝散寒，温经通络，回阳救逆等作用。主治里寒证。

附子理中丸

治疗脾胃虚寒，脘腹冷痛，呕吐腹泻，手足不温的丸剂中成药。方剂来源于《阎氏小儿方论》。方剂组成是在理中丸的基础上再加入附子，故名。

主治病症　主治脾胃虚寒，风冷相乘，证见脘腹冷痛，呕吐腹泻，或见吐泻转筋，舌淡苔白，脉沉迟者。西医诊为急性胃肠炎、胃痉挛、慢性肠炎、浅表性胃炎、萎缩性胃炎、胃及十二指肠球部溃疡、慢性胆囊炎等而属脾胃虚寒、脘腹冷痛者，均可以此药治之。

剂量用法　此药为大蜜丸剂型，每丸重9克。成人每次口服1丸，日服2～3次。

［七、理气剂］

中医治疗气滞或气逆证的方剂。以行气或降气为主要作用，体现中医治法中的消法。

加味逍遥丸

治疗肝郁化火，烦躁易怒，或自汗盗汗，或头痛目涩，或颊赤口干，或月经不调，少腹作痛，或小腹胀痛，小便涩痛，舌红，脉弦数的丸剂中成药。方剂来源于《内科摘要》，名加味逍遥散，《全国中药成药处方集》首先以丸剂收载。加味逍遥丸是在逍遥散基础上加入牡丹皮、山栀子，且以丸剂成药，故名。

主治病症　主治肝郁血虚化热所致的烦躁易怒，胁痛乳胀，头痛耳鸣，口苦咽干，或经前烦躁，两胁胀满，小腹胀痛，月经先期，量多色紫有块，行经腹痛，舌红苔黄，脉弦数者。西医诊为神经官能症、甲状腺功能亢进、经前期紧张症、更年期综合征，凡属肝郁血虚有热者，皆可以此药治疗。

剂量用法　此药为水丸制剂，每袋9克。成人每次9克，日服2次。服药期间禁食辛辣之品。脾胃虚寒，大便溏泄，脘腹冷痛者忌用。

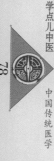

［八、消导剂］

中医治疗各种食积证的方剂。以消食、化积、导滞、健脾等为主要作用，体现中医治法中的消法。

保和丸

具有消食和胃作用的中医方剂。治疗食积停滞所致脘腹胀满，嗳腐吞酸，厌食腹泻等。来源于《丹溪心法》。命名理由有二：一是本方药性平稳，炊饼为丸，药力缓和；二是能消食和胃，使胃气和顺。

主治病症　饮食不节，损伤脾胃，升降失职，食积内停，以致脘腹胀痛，厌食呕逆，嗳腐吞酸，大便泄泻、臭如败卵，舌苔厚腻，脉滑。西医诊断为急慢性胃炎、急性胃肠炎、消化不良性腹泻等消化系统疾患，中医辨证属食积者，均可应用此方。

组成用法　山楂180克，神曲60克，半夏、茯苓各90克，陈皮、连翘、莱菔子各30克。现代作水丸制剂，每次口服6～9克（小儿酌减），每日2次，饭后温开水送服。亦作汤剂，方中各药饮片用量按原方比例酌减，水煎服。体虚无积滞者忌用此方。

［九、活血剂］

中医治疗血瘀证的方剂。以通行血脉、消散瘀血、通经止痛、破血消癥、疗伤消痛等为主要作用。体现中医治法中的消法。适用于血液运行不畅，停滞瘀积或血溢脉外而停蓄体内所引起的各种血瘀证。瘀阻于心，可见心悸、胸闷、心痛；瘀阻于肺，可见胸痛、咳血；瘀阻胃肠，可见呕血、大便色黑如漆；瘀阻于肝，可有胁痛、痞块；瘀阻胞宫，可见少腹疼痛、月经不调、痛经、闭经、经色紫暗成块或产后恶露不行；瘀阻经脉可致半身不遂；瘀阻肢体局部，可见局部青紫、肿痛，以及瘀积包块、外伤瘀肿、痈肿初起等。临床以局部刺痛、痛处固定而拒按、夜间痛增，肿块质硬而不移，出血之色紫暗或夹血块，肌肤粗糙如鳞甲、面色黧黑，舌质紫暗或有瘀点、瘀斑，脉细涩或结代为辨证要点。

愈风宁心片

治疗风寒感冒、疹出不畅、眩晕耳鸣、高血压、冠心病、心绞痛的片剂中成药。方剂来源于《中药成药学》。此药可以发散风邪而治项背强痛，现代研究又证实能够降低血压，增加冠状动脉血流量，减少心肌耗氧量，而广泛用于心脑血管疾病的治疗，故名。

主治病症　主治外感风寒，经腧不利，恶寒发热，项背强痛；小儿麻疹，透发不畅；头晕头痛，耳鸣耳聋，肢体麻木；胸部疼痛，心悸失眠，胸闷憋气。西医诊为上呼吸道感染、高血压、梅尼埃病、冠心病心绞痛等而见有上述症状者，均可以此药治疗。

剂量用法 此药为片剂，每片重 0.25 克，相当于原生药 2 克。成人每次 1 ～ 5 片，日服 1 ～ 3 次，温开水送服。服药期间忌生冷油腻食物。

艾附暖宫丸

治疗子宫虚寒，月经后愆，经行腹痛的丸剂中成药。方剂来源于《仁斋直指方论》，以主药加功效得名。

主治病症 主治子宫虚寒，血虚寒凝，月经不调，经期后愆，量少有块，或经行不畅，量少色黑有块，少腹剧烈刺痛难忍，四肢不温；或宫冷不孕，月经量少，白带清稀，腹痛喜暖，腰膝冷痛，面色暗滞，舌紫暗，苔薄白，脉沉细者。西医诊为月经周期延长、痛经者均可用此药。

剂量用法 此药为蜜丸制剂，每丸重 9 克。口服一次 1 丸，每日两次，温开水送下。热结血瘀或阴虚火旺者忌用。

云南白药

具有活血止血、消肿止痛功用的散剂中成药。治疗跌打损伤、瘀血肿痛及咳血、吐血、衄血、便血、崩漏下血，外伤出血且色紫暗、夹有血块等。方剂来源于云南曲焕章创制的百宝丹。为白色粉末，云南地区创制，故名。

主治病症 跌打损伤、筋骨折伤、皮肤青紫、瘀血肿痛；咳血、衄血、吐血、便血、崩漏下血，血色紫黑、夹有血块，舌质紫暗或有瘀斑，脉弦涩者；高空坠下或外力挤压，瘀血内攻脏腑而致肚腹膨胀、昏睡不醒、二便秘结、舌质色淡、脉细如丝者。西医诊断为枪伤、切割伤、软组织挫伤、挤压伤等创伤性外科疾病；肺结核、支气管扩张、胃及十二指肠溃疡、子宫功能性出血等引起的多种内出血症等均可用本方。

剂量用法 散制剂，每瓶 8 克，内装保险子 1 粒。口服一日 2 ～ 3 次，一次 0.2 ～ 0.3 克。小儿 2 岁以上者，每次服 0.03 克；5 岁以上者，每次服 0.06 克。外伤出血者可局部外敷使用。严重跌打损伤者，可先用黄酒送服保险子，轻伤勿用。

服药一日内，忌食蚕豆、鱼虾、酸冷等物。孕妇忌服。本品为处方药，用药应遵医嘱，切忌超剂量或自行长期服用。

[十、化痰止咳平喘剂]

中医临床运用以化痰为主兼有止咳平喘作用的药物治疗肺和气管疾患的治法。

通宣理肺丸

具有解表散寒，宣肺止咳作用的丸剂中成药。治疗外感风寒咳嗽。来源于《证治准绳》。因有通达肺气、宣肺止咳之功，故名。主治外感风寒，肺失宣降。证见咳嗽不止，鼻塞流涕，伴恶寒发热、头痛无汗、肢体酸痛、舌淡苔白、脉浮等。西医诊为上呼吸道感染、急性支气管炎等，中医辨证属外感风寒者，均可应用此方。用法：成人每次 1～2 丸，一日 2～3 次，温开水送服。儿童酌减。凡属风热咳嗽、肺虚久咳者，皆不宜使用。服药期间忌食生冷油腻之品。

橘红丸

治疗痰热壅肺，咳嗽气喘，吐痰黄稠的丸剂中成药。方剂来源于《古今医鉴》清金降火汤加减。因以橘红为主药，故名。

主治病症　主治痰热壅肺，宣降失职，咳嗽气喘，胸膈烦闷，吐痰黄稠，口干舌燥，苔黄腻，脉滑数。

西医诊为急性和慢性气管炎、肺炎、喘息型支气管炎等均可用此药。

剂量用法　此药为蜜丸制剂，每丸重 6 克。口服成人每次 1 丸，病重者每次两丸，每日两次，空腹温开水送服。儿童酌减。此药不宜用于痰白多沫、口淡、苔腻多涎等寒痰、湿痰等证，忌食辛辣油腻。

[十一、安神剂]

中医用以治疗神志不安病症的方剂。以安神定志为主要作用。

天王补心丹

具有补心安神、滋阴清热作用的中医方剂。治疗心阴血亏、心神不宁所致心悸少寐、虚烦神疲、梦遗健忘、口舌生疮等症。来源于《校注妇人良方》。以其补心安神的功效而得名。

主治病症　忧愁思虑太过，暗耗阴血，心神失养，虚火内扰，以致心悸少寐，虚烦神疲，梦遗健忘，口舌生疮，大便干结，手足心热，舌红少苔，脉细而数等。西医诊断为神经衰弱、精神分裂症、心律失常、甲状腺功能亢进、贫血、心脏神经官能症、复发性口腔溃疡等，中医辨证属心阴血亏、心神不宁者，均可应用此方。

组成及用法　生地黄120克，当归、五味子、麦冬、天门冬、柏子仁、炒酸枣仁各30克，人参、茯苓、玄参、丹参、桔梗、远志各15克。共为细末，炼蜜为小丸，用朱砂水飞9～15克为衣，每服6～9克，温开水送下或用桂圆肉煎汤送服。亦可改为汤剂，方中各药饮片用量按原方比例酌减，水煎服。脾胃虚弱，胃纳欠佳，大便不实者慎用。本品为处方药，用药应遵医嘱。方中所含朱砂为汞的硫化物，故不宜长期服用。

[十二、开窍剂]

中医治疗窍闭神昏证的方剂。以开窍醒神为主要作用。

安宫牛黄丸

具有清热解毒、开窍醒神作用的急救用中成药。治疗温热病邪热内陷心包所致高热神昏病症。来源于《温病条辨》。此方善清内陷心包之邪热，使心主能安居其宫，又以牛黄为主药，故名。

主治病症　温热病热闭心包证。证见高热烦躁，神昏谵语，舌謇肢厥，舌红或绛，脉数有力。亦治中风昏迷、小儿惊厥属邪热内闭者。西医诊断为流行性乙型脑炎、流行性脑脊髓膜炎、中毒性痢疾、尿毒症、肝昏迷、急性脑血管病、肺性脑病、颅脑外伤、小儿高热惊厥以及感染或中毒引起的高热神昏等，中医辨证属热闭心包者，均可应用该方。本品为处方药，用药应遵医嘱。

至宝丹

具有化浊开窍、清热解毒作用的急救用中成药。治疗痰热内闭心包所致神昏谵语、身热烦躁、痰盛气粗等病症。方剂来源于《灵苑方》引郑感方，录自《苏沈良方》。集众多名贵药材于一方，且疗效卓著。为喻其灵验贵重、如获至宝，故名。

主治病症　痰热内闭心包证。证见神昏谵语，身热烦躁，痰盛气粗，舌绛苔黄垢腻，脉滑数。亦治中风、中暑、小儿惊厥属于痰热内闭者。西医诊断为急性脑血管病、脑震荡、流行性乙型脑炎、流行性脑脊膜炎、肝昏迷、冠心病心绞痛、尿毒症、中暑、癫痫等，中医辨证属痰热内闭者，均可应用此方。

[十三、补益剂]

中医治疗各种虚证的方剂。以补养人体气、血、阴、阳等为主要作用。体现中医治法中的补法。

四君子汤

具有益气健脾作用的中医方剂。治疗脾胃气虚证。原名白术散，来源于《圣济总录》。方由4味药物组成，且每味药物性质温和，具君子之风范，故名。

主治病症　脾胃气虚，胃主受纳、脾主运化功能减弱，气血生化乏源。证见面色萎白，语声低微，气短乏力，食少便溏，舌淡苔白，脉虚弱。西医诊为慢性胃炎、胃及十二指肠溃疡等消化系统疾病，以及慢性肝炎、冠心病、贫血等临床各科疾病，中医辨证属脾胃气虚者，皆可以此方加减应用。

组成用法 人参（去芦）、白术、茯苓（去皮）各9克，甘草（炙）6克，水煎服（原方为各等份，研为细末。每服二钱，水煎，不拘时候服）。

参苓白术散

治疗脾胃虚弱兼有湿邪所致的不思饮食，形体消瘦，神疲乏力，大便溏泄，水肿胀满，白带过多，或肺气不足的丸剂中成药。方剂来源于《和剂局方》，原方为散剂。因在方剂组成中人参、茯苓、白术是主要药物，故名。现亦有参苓白术丸之名。

主治病症 主治脾气虚弱，湿邪内生，证见脘腹胀满，不思饮食，大便溏泄，四肢乏力，形体消瘦，面色萎黄，舌苔白腻，脉象细缓者。亦治小儿脾疳，面色萎黄，形容憔悴，毛发枯槁，精神萎靡，不思饮食，睡卧不宁，或脾虚水肿，或脾虚带脉不固，白带过多，绵绵不断，如涕如唾者。西医诊为消化不良、慢性胃肠炎、附件炎、气管炎等而见有上述证候者，均可以此方治疗。

剂量用法 此药现为水丸制剂，每袋6克。成人每次服6克，日服3次。儿童酌减。服药期间忌食生冷油腻之品。此药组成中含甘草，不可与海藻、大戟、芫花、甘遂同时服用。

十全大补汤

具有温补气血作用的中医方剂。治疗气血两虚证。原名十全散，来源于《传信适用方》。全方由十味药组成，具有大补气血的功效，故名。

主治病症 气血两虚证。证见面色萎黄，倦怠食少，头晕目眩，神疲气短，心悸怔忡，自汗盗汗，四肢不温，舌淡，脉细弱；以及妇女崩漏、月经不调、疮疡不敛等。临床应用以神疲气短、头晕目眩、四肢不温、舌淡、脉细弱为辨证要点。西医诊断为贫血、神经衰弱、月经不调、疮疡溃后、外科手术后、放疗或化疗后等，以及肿瘤等所有慢性消耗性疾病经中医辨证属气血两虚者，均可应用此方。

组成用法 人参（去芦）6克，肉桂（去皮）3克，川芎6克，干熟地黄12克，茯苓9克，白术9克，甘草（炒）3克，黄芪12克，当归（去芦）9克，白芍药9克，

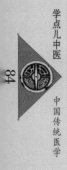

生姜 3 片，大枣 2 枚，水煎温服（原方为煮散，以上十味各等份，共为细末，每服二大钱，用水一盏，加生姜三片、枣二枚，同煎至七分，不拘时候温服）。亦作丸剂名十全大补丸，成人每次 6 克（大蜜丸 9 克），一日 2～3 次。

四物汤

具有补血调血作用的中医方剂。主治营血虚滞证。来源于《仙授理伤续断秘方》。方由 4 味药物组成，剂型为汤剂，故名。

主治病症 营血亏虚，脏腑形体失于濡养，血行不畅。证见头晕目眩、心悸失眠，面色无华，妇女月经不调、量少或经闭不行，脐腹作痛，甚或瘕块硬结，舌淡、口唇、爪甲色淡，脉细弦或细涩。临床应用以面色无华、唇甲色淡、舌淡、脉细为辨证要点。西医诊为贫血、妇女月经不调、胎产疾病、荨麻疹以及过敏性紫癜等，中医辨证属营血虚滞者，均可应用此方。

组成用法 当归（去芦，酒浸炒）9 克，川芎 6 克，白芍 9 克，熟干地黄酒蒸（熟地黄已有成品，干地黄即生地黄晒干）12 克，水煎温服（原方为煮散，各药等份，共为粗末，每服 3 钱。水煎去渣，空腹或饭前温服）。阴虚发热、血崩气脱之证非本方所宜。本品为处方药，用药应遵医嘱。

金匮肾气丸

具有补肾助阳化气作用的丸剂中成药。治疗肾阳不足证。来源于《金匮要略》，具有补助肾气功效，故名。

主治病症 肾阳不足，气化失司，水液代谢失常。证见腰痛脚软，下半身常有冷感，少腹拘急，小便不利或小便反多（入夜尤甚），阳痿早泄，舌淡而胖，脉虚弱、尺部沉细，以及痰饮、水肿、消渴、脚气等。临床应用以腰痛脚软，小便不利或反多，舌淡而胖，脉虚弱而尺部沉细为辨证要点。西医诊断为慢性肾炎、糖尿病、醛固酮增多症、甲状腺功能低下、性神经衰弱、肾上腺皮质功能减退、慢性支气管哮喘、更年期综合征等，中医辨证属肾阳不足者，均可应用此方。本品为处方药，用药应遵医嘱。

六味地黄丸

具有滋阴补肾作用的中医方剂。治疗肾阴虚所致腰膝酸软、头晕目眩、耳鸣耳聋、盗汗、遗精等病症。原名地黄丸，来源于《小儿药证直诀》。因方由 6 味药组成，以熟地黄为主药，故名。

主治病症 肾阴虚证。证见腰膝酸痛，头目眩晕，耳鸣耳聋，盗汗，遗精，消渴，骨蒸潮热，手足心热，口燥咽干，牙齿动摇，足跟作痛，以及小儿囟门不合、舌红少苔、脉沉细数。临床应用以腰膝酸痛、头目眩晕、口燥咽干、舌红少苔、脉沉细数为辨证要点。西医诊断为慢性肾炎、高血压病、糖尿病、肺结核、肾结核、甲状腺功能亢进、视神经炎、中心性视网膜炎，以及无排卵性功能性子宫出血、更年期综合征等，中医辨证以肾阴虚为主要病机者，均可应用此方。

乌鸡白凤丸

具有补气养血、固摄冲任、调经止带作用的中成药。治疗气血亏损、阴精不足所致月经不调、崩漏带下，虚劳羸瘦，盗汗遗精等病症。来源于《寿世保元》。因主药乌鸡皮、肉、骨、嘴均为乌色，遍身羽毛皆为白色，故名。

主治病症 气血亏损，阴精不足所致月经期前后不一、经少色淡或崩漏经多、血色淡红，白带量多、淋漓不断、清冷如涕，面色萎黄或晦暗，头晕耳鸣，食少倦怠，五心烦热，腰膝酸痛，小腹重坠；或虚劳羸瘦，潮热盗汗，心烦易怒，女子经少色淡，男子梦遗滑精，两胁隐痛，舌淡红或舌红少苔，脉细弱。西医诊断为妇女更年期综合征、少女青春期经期紊乱、功能性子宫出血、卵巢功能低下、女子不孕症、慢性盆腔炎，以及缺铁性贫血、血小板减少症、肺结核、男子性功能衰退等，中医辨证属气血亏损、阴精不足者，均可应用该方。本品为处方药，用药应遵医嘱。

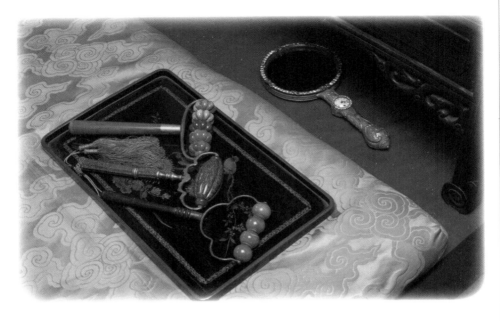

第四章 痛则不通，通则不痛

［一、针灸］

用针刺和艾灸进行治病的理论和医疗手段。中国传统医学的重要发明和组成部分。最初作为一种医疗手段，后来在实践中认识了腧穴和经络，形成一整套诊断治疗的理论，逐渐发展为一门学科。

腧穴

脏腑、经络气血输注出入的特殊部位，是针灸、推拿等疗法的主要施术部位。腧穴，又称孔穴、穴位。腧，通输、俞，输有转输的含义，俞有气血留存的含义，穴有孔隙的含义。由于输穴名称多使用在特定穴中的五输穴中，俞穴名称多使用在特定穴中的背俞穴中，所以对穴位进行总称呼时使用"腧穴"二字。《内经》认为腧穴是"脉气所发"，"神气之所游行出入也，非皮肉筋骨也"。说明腧穴并不是孤立于体表的点，而是与深部组织器官有着密切联系、互相输通的特殊部位。

分类 一般分为经穴、经外奇穴和阿是穴、耳穴四类。①经穴：又称十四经穴，是十二经脉和任脉、督脉循行路线上的腧穴，是全身腧穴的主要部分，计 361 个。②经外奇穴：凡未归属于十四经脉、定位明确、有特定疗效的腧穴，称为奇穴。③阿是穴：是病症在体表上的反应点，无固定部位，往往随病而起，病愈即失。④耳穴：是病症在耳郭上的反应点，其分布呈倒置胎儿状。各腧穴虽经分类，但它们之间又有联系。不少奇穴位于十四经脉上，以后有归属于经穴的。不少阿是穴经过反复实践，确定其部位和主治作用，加以命名者，又成为奇穴。因此，腧穴的分类在历史发展过程中并不是绝对的，它们相互补充，不断发展，形成腧穴的体系。

经穴

归属于十二正经和任脉、督脉的腧穴。又称十四经穴。是全身腧穴的主要部分。其主治作用也和相应的经脉循行路线相关，有一定的规律。

经穴的数目 根据历代文献记载，经穴的数目是逐渐增加的。特别是魏晋时代皇甫谧《针灸甲乙经》所载经穴较《内经》增加一倍多。

经穴主治纲要

	经 名	分经主治	主治
手三阴经	手太阴经	肺、喉病	神志病、胸部病
	手厥阴经	心、胃病	
	手少阴经	心病	
手三阳经	手阳明经	前头、鼻、口齿病	耳病、眼病、咽喉、热病
	手少阳经	侧头、胁肋病	
	手太阳经	后头、肩胛病、神智病	
足三阳经	足阳明经	前头、口、齿、咽喉病、胃肠病	眼病、神智病、热病
	足少阴经	侧头、耳病、胁肋病	
	足太阴经	后头、腰背病（背俞主治脏腑病）	
足三阴经	足太阴经	脾胃病	神智病、口齿、咽喉、胸肺、脾、肠、肾、膀胱病、妇科病
	足厥阴经	肝病、前阴病	
	足少阴经	肾病、肺病、咽喉病	
任督二脉	督脉	厥病、热病、头部病	神智病、口齿、咽喉、胸肺、脾、肠、肾、膀胱病、妇科病
	任脉	亡阴、亡阳、有强壮作用	

常用针灸腧穴表

穴 名		国际标准序号	部 位	主 治
手太阴肺经	中府	LU1	胸	咳嗽、气喘、胸痛
	尺泽	LU5	肘	咳嗽咳血、肘臂挛痛
	孔最	LU6	前臂	咳嗽、胸痛
	列缺	LU7	前臂	咳嗽、胸闷、便秘
	太渊	LU9	腕关节	咳嗽、无脉症
	鱼际	LU10	掌	咳血、咽喉肿痛
	少商	LU11	拇指端	咽喉肿痛、咳嗽、发热
手阳明大肠经	商阳	L11	食指端	耳聋、齿痛、颔肿、咽喉肿痛、发热
	三间	L13	指	下齿痛、咽喉肿痛
	合谷	L14	手背	头痛、齿痛、口㖞、咽喉肿痛
	阳溪	L15	腕关节	头痛、目赤、耳聋、齿痛
	偏历	L16	前臂	鼻衄
	手三里	L110	前臂	齿痛颊肿、上肢不遂
	曲池	L111	肘	高热、风疹、上肢不遂
	臂臑	L114	上臂	臂痛
	肩髃	L115	肩胛关节	肩臂痛、上肢不遂
	扶突	L118	劲	暴喑、咽喉肿痛
	迎香	L120	面	鼻塞、鼻渊、鼻衄、口㖞
足阳明胃经	承泣	ST1	面	目赤肿痛
	四白	ST2	面	目赤肿痛、口眼㖞斜
	地仓	ST4	面	口㖞
	颊车	ST6	面	口㖞、颊肿、齿痛、牙关紧闭
	下关	ST7	面	口㖞、齿痛、耳聋、牙关紧闭
	头维	ST8	侧头	偏头痛、目疾
	梁门	ST21	上腹	食欲不振、胃痛反酸
	天枢	ST25	上腹	痢疾、肠鸣、腹胀、绕脐痛
	归来	ST29	下腹	月经不调
	伏兔	ST32	大腿	下肢痿痹
	梁丘	ST34	大腿	胃痛、膝痛
	足三里	ST36	小腿	胃痛、腹胀、泄泻、体弱、水肿
	上巨虚	ST37	小腿	肠鸣、痢疾
	下巨虚	ST38	小腿	泄泻、下肢痿痹
	丰隆	ST40	小腿	呕吐、痰症
	解溪	ST41	踝关节	头痛
	内庭	ST44	足背	口㖞、齿痛、咽喉肿痛、腹胀、痢疾
	厉兑	ST45	趾端	腹胀
足太阴脾经	隐白	SP1	趾端	腹胀、月经过多
	太白	SP3	足	腹胀、泄泻、胃痛
	公孙	SP4	足	胃痛、呕吐、泄泻、腹胀
	三阴交	SP6	小腿	肠鸣、腹痛、痛经、带下、小便不利、遗尿、紫癜
	地机	SP8	小腿	腹痛、泄泻、小便不利、痛经、遗精
	阴陵泉	SP9	小腿	腹胀、泄泻、小便不利、痛经、膝痛
	血海	SP10	小腿	月经不调、风疹
	大横	SP15	腹	便秘、泄泻、腹痛
	大包	SP21	胸	气喘、胸胁痛、疲乏消瘦

穴　名		国际标准序号	部　位	主　治
手少阴心经	极泉	HT1	腋中	心痛、胁肋助疼痛
	少海	HT3	肘	心痛、肘臂挛痛
	通里	HT5	前臂	心悸、怔忡
	阴郄	HT6	前臂	心痛、惊悸
	神门	HT7	腕关节	惊惕、健忘、失眠
	少冲	HT9	指端	心悸、心痛、胸胁痛
手太阳小肠经	少泽	SI1	指端	头痛、目翳、缺乳
	后溪	SI3	掌侧	头项强直、目赤耳聋、手指、肘、臂挛痛
	腕骨	SI4	腕前	头项强直、耳鸣目翳、指挛腕痛
	天宗	SI11	肩胛	肩胛疼痛
	颧髎	SI18	面	口眼㖞斜、齿痛
	听宫	SI19	耳	耳鸣、耳聋
足太阳膀胱经	睛明	BL1	内眦	目疾
	攒竹	BL2	眉头	头痛、目赤肿痛
	天柱	BL10	项	头痛、项强、鼻塞
	风门	BL12	背	伤风咳嗽、项强、胸背痛
	肺俞	BL13	背	咳嗽、气喘、吐血、骨蒸
	心俞	BL15	背	胸闷、吐血、心痛、失眠
	膈俞	BL17	背	呃逆、吐血、呕吐
	肝俞	BL18	背	胁痛、吐血、目眩
	胆俞	BL19	背	胁痛、口苦
	脾俞	BL20	背	腹胀、泄泻、痢疾
	胃俞	BL21	背	胃脘痛、呕吐、肠鸣
	肾俞	BL23	腰	遗尿、遗精、阳痿、月经不调、腰痛
	大肠俞	BL25	腰	腹胀、泄泻、便秘、腰痛
	膀胱俞	BL28	臀	遗尿、腰脊强痛
	次髎	BL32	骶	月经不调、带下、小便不利、遗精、腰痛
	委阳	BL39	膝腘	腹满、小便不利、腿足挛痛
	委中	BL40	膝腘	腰痛、吐泻、癃闭、疔疮
	膏肓	BL43	背	咳嗽、气喘、肺痨
	志室	BL52	腰	遗精、小便不利、腰背强痛
	秩边	BL54	臀	小便不利、痔疾、腰骶痛
	承山	BL57	小腿	便秘、痔疾、腰腿拘急疼痛
	飞扬	BL58	小腿	头痛目眩、腰腿疼痛
	昆仑	BL60	踝关节	头痛、项强、目眩、腰痛
	申脉	BL62	足	足外翻、头痛、眩晕、腰腿酸痛
	束骨	BL65	足	头痛、项强、目眩、腰腿痛
	至阴	BL67	趾端	头痛、目痛、胎位不正
足少阴肾经	涌泉	K11	足心	流涎、小儿惊风、眩晕、昏厥金
	然谷	K12	足	月经不调、遗精、咳血
	太溪	K13	足	耳鸣、失眠、癃闭、腰痛、牙痛
	大钟	K14	足	癃闭、遗尿、便秘、足跟痛
	照海	K16	足	咽喉干痛、月经不调、便秘
	复溜	K17	小腿	腹胀、泄泻、水肿
	俞府	K127	胸	咳嗽、气喘、胸痛

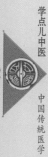

穴 名		国际标准序号	部 位	主 治
手厥阴心包经	天池	PC1	胸	胸闷、腋疡
	曲泽	PC3	肘	胃痛、呕吐
	间使	PC5	前臂	呕吐、癫狂、腘疾
	内关	PC6	前臂	心胸痛、心悸、呕吐、腘胭
	大陵	PC7	腕关节	失眠、呕吐、癫狂
	劳宫	PC8	掌	鹅掌风、心痛、口疮、口臭
	中冲	PC9	指端	心痛、昏迷
手少阳三焦经	关冲	SJ1	指端	头痛、目赤、耳聋、咽喉肿痛
	中渚	SJ3	手背	头痛、目赤、耳鸣、耳聋
	阳池	SJ4	腕	腕痛、目赤、耳聋、
	外关	SJ5	前臂	喉痹、耳鸣、耳聋、感冒发热、上肢痹痛
	支沟	SJ6	前臂	暴喑、胁肋痛、便秘、肩臂挛痛不遂
	肩髎	SJ214	肩	肩臂挛痛不遂
	腘风	SJ17	耳后下缘	耳鸣、耳聋、口眼㖞斜、颊肿
	耳门	SJ21	耳前	耳聋、耳鸣、齿痛
	丝竹空	SJ23	眉梢	头痛、目疾
足少阳胆经	瞳子髎	GB1	外	头痛、目疾
	听会	GB2	耳前	耳聋、耳鸣、齿痛
	阳白	GB14	额	前头痛、目疾
	头临泣	GB15	前头	头痛、目疾、鼻塞
	风池	GB20	项	感冒、头痛、晕眩、颈项强痛
	肩井	GB21	肩	头项强痛、肩背疼痛
	日月	GB24	季胁	胁肋疼痛、呕吐、呃逆
	带脉	GB26	侧腹	腹痛、月经不调、带下
	环调	GB30	股关节	下肢痿痹、疼痛
	风市	GB31	大腿	下肢痿痹
	阳陵泉	GB34	小腿	身热黄疸、下肢痿痹
	光明	GB37	小腿	目疾、下肢痿痹
	悬钟	GB39	小腿	胁痛、肢体痿痹
	丘墟	GB40	足跗	胸胁胀痛、下肢痿痹
	足临泣	GB41	足跗	目疾、胁痛、乳痛、月经不调
	足窍阴	GB44	趾端	热疾、失眠
足少阳胆经	瞳子髎	GB1	外	头痛、目疾
	听会	GB2	耳前	耳聋、耳鸣、齿痛
	阳白	GB14	额	前头痛、目疾
	头临泣	GB15	前头	头痛、目疾、鼻塞
	风池	GB20	项	感冒、头痛、晕眩、颈项强痛
	肩井	GB21	肩	头项强痛、肩背疼痛
	日月	GB24	季胁	胁肋疼痛、呕吐、呃逆
	带脉	GB26	侧腹	腹痛、月经不调、带下
	环调	GB30	股关节	下肢痿痹、疼痛
	风市	GB31	大腿	下肢痿痹
	阳陵泉	GB34	小腿	身热黄疸、下肢痿痹
	光明	GB37	小腿	目疾、下肢痿痹
	悬钟	GB39	小腿	胁痛、肢体痿痹
	丘墟	GB40	足跗	胸胁胀痛、下肢痿痹
	足临泣	GB41	足跗	目疾、胁痛、乳痛、月经不调
	足窍阴	GB44	趾端	热疾、失眠

第四章

痛则不通，通则不痛

91

穴 名	国际标准序号	部 位	主 治
足厥阴胆经 大敦	LR1	大趾端	疝气、遗尿、崩漏、阴庭
行间	LR2	趾间	崩漏、小便不利、眩晕
太冲	LR3	跗	头痛眩晕、经期不准、阳强
曲泉	LR8	膝	腹痛、小便不利、疝气、遗精
章门	LR13	季胁	腹胀、泄泻、胁痛
期门	LR14	胁	胸胁胀痛、呕吐、热入血室
督 脉 长强	DU1	尾端	便血、痔疾、癫痫
腰阳关	DU3	腰椎	月经不调、遗精、腰骶痛、下肢痿痹
命门	DU4	腰椎	阳痿、遗精、带下、腰痛
至阳	DU9	胸椎	黄疸、发热、咳嗽
大椎	DU14	颈胸椎	恶寒、发热、头痛、项强、虐疾
哑门	DU15	颈椎	暴暗、舌强不语
风府	DU16	后头	头痛项强、眩晕、中风
百会	DU20	头顶	头痛、眩晕、中风
上星	DU23	前头	头痛、鼻渊、鼻衄
素髎	DU25	鼻炎	鼻塞、酒糟鼻、晕厥
水沟	DU26	人中沟	口眼喎斜
任 脉 中级	RN3	下腹	遗尿、小便不利、遗精、黄白带下
关元	RN4	下腹	遗尿、中风脱正、阳痿、黄白带下
气海	RN6	下腹	腹痛、带下、遗尿、崩漏、虚赢
神阙	RN8	脐中	腹痛、泄泻
下脘	RN10	上腹	腹痛、泄泻、呕吐
中脘	RN12	上腹	胃痛、呕吐、腹胀、泄泻
膻中	RN17	胸	气喘、胸痛、心悸、乳少、乳结、噎嗝
天突	RN22	颈	咳嗽、气喘、暴暗、咽喉痛
廉泉	RN23	颈	舌强不语、舌下肿痛、吞咽困难
承浆	RN24	颏	口喎、齿痛
经 外 奇 穴 四神聪	EX-HN1	头	头痛、眩晕、失眠、健忘、癫痫
印堂	EX-HN3	面	头痛、眩晕、鼻衄、鼻渊、小儿惊风、失眠
鱼腰	EX-HN4	面	眉棱骨痛、眼睑 动、眼睑下垂、目赤肿痛、目翳
太阳	EX-HN5	面	头痛、目疾
球后	EX-HN7	面	目疾
金津	EX-HN12	舌	口疮、舌肿、呕吐、消渴
玉液	EX-HN13	舌	口疮、舌肿、呕吐、消渴
翳明	EX-HN14	耳后	目疾、耳鸣、失眠
子宫	EX-CA1	腹	阴挺、月经不调、不孕
定喘	EX-B1	背	气喘、咳嗽
夹脊	EX-B2	背腰	上肢疾患、胸部、腹部与下肢疾患
腰眼	EX-B7	腰	腰痛、月经不调、带下
腰痛点	EX-UE7	手	急性腰扭伤
八邪	EX-UE9	手	手指麻木、蛇毒咬伤、烦热
四缝	EX-UE10	手	小儿疳疾、百日咳
十宣	EX-UE11	手	昏迷、癫痫、高热、咽喉肿痛
鹤顶	EX-LE2	膝	膝痛、腿脚重痛、脚气
膝眼	EX-LE5	膝	膝痛、腿脚重痛、脚气
胆囊	EX-LE6	腿	急性胆囊炎、胆结石、胆道蛔虫症、下肢痿痹
阑尾	EX-LE7	腿	急性阑尾炎、消化不良、下肢瘫痪
八风	EX-LE10	足	足趾麻木、蛇毒咬伤、头目眩晕

经穴的分类　经穴归属于相应的经脉。根据不同的经脉名称，可分为手太阴经穴 (11 穴)、手阳明经穴 (20 穴)、足阳明经穴 (45 穴)、足太阴经穴 (21 穴)、手少阴经穴 (9 穴)、手太阳经穴 (19 穴)、足太阳经穴 (67 穴)、足少阴经穴 (27 穴)、手厥阴经穴 (9 穴)、手少阳经穴 (23 穴)、足少阳经穴 (44 穴)、足厥阴经穴 (14 穴)、任脉穴 (24 穴)、督脉穴 (28 穴)。除任脉穴、督脉穴为单穴之外，其余十二经脉上的经穴均为左右两侧各一，称为双穴。由于经穴的主治作用与经脉之间有密切的相关性，因此可根据各经脉的手足阴阳分类形式，将经穴分为手三阴经穴、手三阳经穴、足三阳经穴、足三阴经穴和任督的经穴。对分属于不同经脉的具有特定作用的重要经穴，又可按它们所在部位和主治特点分为不同类别的特定穴。它们是五输穴、原穴、络穴、郄穴、八脉交会穴、背俞穴、募穴、八会穴、下合穴、交会穴。

经穴的主治规律　①每个经穴均可治疗其所在部位和相邻部位的病症 (包括深部的脏腑病症)。②四肢部尤其是肘、膝关节以下的经穴，均可治疗本经脉循行所过部位及其连属脏腑的病症。③表里两经的经穴可互相治疗对应经脉的病症，如足太阴经穴可治足阳明经病等。④手三阴经穴治胸部病，足三阴经穴可治腹部病，手三阳经穴可治头面、五官病，足三阳经穴可治胸腹、背腰病，也可治头面、五官病。

灸法

中医以可燃材料或其他热源在腧穴或病变部位进行烧灼、温烤，以起到温通经络、调和气血、扶正祛邪作用的医疗保健方法。针灸疗法的重要组成部分。

古时施灸材料主要为艾叶。艾叶是菊科植物艾的叶，叶味苦、辛，性温，入脾、肝、肾三经，有温经通络、行气活血、祛湿散寒、消肿散结的功效。

灸法分类　根据治疗需要，在临床上依照施灸材料、施灸方法和温度高低的不同，可分为：①根据施灸材料不同，有艾灸法、药艾灸法、药锭灸法、电热灸法和其他材料的灸法。②根据施灸方法不同，有艾炷灸法、艾条灸法、温灸法和温针灸法。③根据施灸温度，有烧灼灸法和温热灸法。烧灼灸法是施灸温度较高的灸法，如用艾炷直接置放于皮肤，使其烧灼，引起水泡和组织损伤 (灸疮) 的化脓灸法。药锭灸和实按灸即直接烧灼穴位皮肤，温度较高，也属烧灼灸法。温热灸法则是施灸温度较低，热力温和，不损伤皮肤组织的灸法，包括上述的艾条灸法中的悬起灸、艾炷灸法中的间接灸、电热灸、温灸、温针灸等法。

操作规程　根据应灸腧穴的位置，令病人采取适当体位，使该部位易于暴露而又能舒适持久。用温和灸法，可在点穴后随即施灸；如用烧灼灸法，则应在局部消毒后进行灸法治疗。施灸时要注意灸火温度和病人耐受情况，不可过量。灸后要擦净皮肤上的艾灰，并检查有无火星迸落，以免烧毁衣物。施灸部位较多时，宜按照先上后下、先左后右的顺序进行或可先灸主穴、后灸配穴。

灸感和补泻　在一般情况下，用温热灸法只在局部有温热感，施行烧灼灸法则局部灼痛。但如集中在一个部位连续较长时间地施灸，就会出现温热感循经脉走向传导，称为灸感。感传络线的宽窄与施灸面积的大小有关，感传所到处可有微汗、肌肉震颤及脏腑器官的功能活动，如胃肠蠕动、鼻腔通畅等。灸法在临床上也分补法或泻法：①在艾炷灸时，让其缓慢燃烧至皮肤的为补法，吹气助燃使其迅速燃烧至皮肤的为泻法。②烧灼灸法（如化脓灸）为补法，以扶正为主；温热灸法（如悬起灸）为泻法，以祛邪为主。

作用和适应证　灸法的作用有：①温通经络、祛除寒邪，可治寒邪所致疾患。②有引导气血的作用或升提中气或引气下行，可治中气下陷、肝阳上亢之证。③回阳固脱、补气固本，治阳气虚脱证。④行气活血、散瘀消肿，能治疗各种痛证和寒性疖肿等。

灸法对慢性病、虚寒等证较为适合，如久泄、痰饮、水肿、痿证、痹证、腹痛、胃痛、阳痿、遗尿、疝、虚劳，妇女崩漏、阴挺，中风脱证，外科阴疽、瘰疬、瘿瘤等。

禁忌和注意事项　①阴虚阳亢和实热证，不宜用烧灼灸法。②颜面、五官、阴部和大血管所在部位不宜用直接灸法。③施灸时应注意安全，防止艾火脱落，烧伤皮肤和衣服。④施灸过程中如发生头晕、恶心、大汗淋漓等现象，称为晕灸，可按晕针处理（见针刺意外）。⑤灸后皮肤发生小泡，须注意不要挤破，任其自然吸收。如水泡过大，可用消毒针刺破，引出液体，并涂甲紫，用纱布包敷。

艾条灸

将艾条点燃后置于腧穴或病变部位上进行熏灼的艾灸方法。

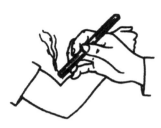
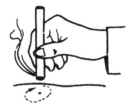
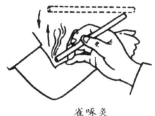

温和灸　　　　　　　　回旋灸　　　　　　　　雀啄灸

艾条的制作　艾条有两种。①无药艾条。将艾绒 24 克平铺在 26 厘米长、20 厘米宽的桑皮纸（或质地柔软而坚韧的细棉纸）上，卷成直径 1.5 厘米的圆柱形，越紧越好，用胶水封口而成。有市售者。②药物艾条。按照处方将药研细末和匀。以桑皮纸一张铺平，取艾绒 24 克、药末 6 克均匀铺在纸上，然后卷紧如爆竹状，外用鸡蛋清涂抹，再糊上桑皮纸一层，两头分别留空纸 3 厘米许，卷紧即成。

悬起灸将艾条悬放在距离穴位一定高度上进行熏烤，而不使艾条点燃端直接接触皮肤。悬起灸一般用无药艾条，有时也可用药物艾条进行熏灸。又分为：①温和灸。将艾条燃着的一端与施灸处的皮肤保持 1 寸左右距离，使患者局部温热而无灼痛。每穴灸 20 分钟左右，以皮肤出现红晕为度。对昏迷或局部知觉减退者，须随时注意局部温热程度，防止灼伤。近今有各种灸疗架，可将艾条插在上面，固定施灸。这种灸法的特点是，温度较恒定和持续，对局部气血阻滞有散开的作用，主要用于病痛局部灸疗。②回旋灸。又称熨热灸。即将点燃的艾条一端接近施灸部位，距皮肤 1 寸左右，平行往复回旋施灸。一般灸 20 ～ 30 分钟。这种灸法的特点是，温度呈渐凉渐温互相转化，除对局部病痛的气血阻滞有消散作用外，还能对经络气血的运行起到促进作用，故对灸点远端的病痛有一定的治疗作用。③雀啄灸。将艾条点燃的一端对准穴位，似鸟雀啄米状，一上一下地进行艾灸。多随呼吸的节奏进行雀啄。一般可灸 15 分钟左右。这种灸法的特点是，温度突凉突温，对唤起腧穴和经络的功能有较强的作用，因此适用于灸治远端的病痛和内脏疾病。

实按灸将艾条燃着的一端紧按在隔着湿棉纸或湿布的施灸部位（局部痛点）上，稍留 1 ～ 2 秒钟即可，若火熄灭后可重新点燃。如此反复 5 ～ 10 次。一般用药物艾条。适于寒湿痹证、麻木、痿证等久治无效者。

艾炷灸

将艾炷置于腧穴或病变部位上，然后点燃进行烧灼或温烤的一种艾灸方法。

艾炷的制作和应用 将艾绒用拇、食二指搓成纺锤状，再以拇、食、中三指捏紧置于平板上用力压紧，即成艾炷。艾炷上尖下圆，呈圆锥形，分为大、中、小三种。大艾炷如蚕豆大，中艾炷如枣核大，小艾炷如麦粒大。每烧一个炷，称为一壮。施灸时壮数与艾炷大小，应根据病情需要、施灸部位和方法，以及病人体质情况灵活掌握。一般来说，体质强壮者，宜用大艾炷，壮数较多；体质虚弱者，宜用小炷，壮数较少。阳虚、寒证，宜大艾炷，壮数多；阴虚、热证，宜小艾炷，壮数少。肌肉丰厚宜大、中艾炷，多灸；肌肉菲薄处宜小艾炷，少灸。头面部宜小艾炷，灸壮较少；躯干部宜中、大艾炷，灸壮较多。

小炷　　　中炷　　　　大炷

艾炷

盒灸

为一种间接灸法。常用的灸盒，是木头钉成的四方盒，上下无木板，但上面做有木盖，中下部有弯曲的铁丝网，用以放置艾条，有大小不同的各种规格，适用于人体的不同部位，主要用于腹部、腰背部和肌肉比较多的部位。使用时，将灸盒放置在需灸部位，把点燃的艾条放在铁丝网上，然后盖上木盖，但不要完全封住，以免熄火。艾条的多少要根据病人的感觉而定，但千万注意不能烧伤皮肤。主要适用于寒湿证、痹证、气滞血瘀证等。现在厂家生产的灸用器械比较多，但主要有两类。一类是用电作为热源将艾或各种药物散发出去，以进入人体穴位中，

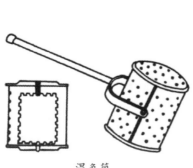

温灸筒

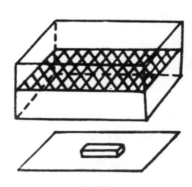

温灸盒

这种办法不仅保存了灸法的热熨能力，还增强了灸法的透入能力。对一些顽固性疾病，如骨质增生用酸性药物透入、骨骼寒痛用药水透入等，都是现在常用的方法。另一类是灸筒，将烧着的艾条放入铜制圆形灸筒内，用布垫放在需灸部位，然后将灸筒在布上来回滚动，这种方法的优点是灸点比较容易掌握，可以随时根据病人的要求变动施灸部位，适用于需灸部位比较宽，需灸点不十分明确的病人。

子午流注法

中医按照日时干支推算人体气血流注盛衰的时间，选取相应的五输穴和原穴进行针灸治疗的方法。为时辰治疗学取穴法的一种。其思想源于《内经》，具体方法则形成于金元时期。子午流注的名称，始见于金代阎明广《子午流注针经》(1153 ～ 1163)，书中收载了金代何若愚《流注指微赋》，并加以注解，全面具体阐述子午流注针法。临床常用的有纳甲法和纳子法两种。此外，还有养子时刻法，以 24 分钟为取穴的时间单位，每天轮遍六十六穴，又称为"一日取六十六穴法"。

[二、推拿]

中医以特写手法、肢体的特定部位或特殊器械作用于人体穴位或部位的一类防治疾病、保健强身的方法。

膏摩

用不同药膏作为介质，以增加疗效的一种推拿方法。应用时取病痛局部，头顶、脐或辨证选穴，以手蘸膏摩之，每日 1 ～ 2 次，每穴 100 ～ 300 次或摩至皮肤表面无余膏即可。

推拿介质

具有加强手法作用，提高疗效，润滑保护皮肤作用的药物制剂。

推拿介质包括单方、复方及药炭、药膏、药散、药丸、药酒、药油、药汁、药粉、水、蛋清和蜜等。根据药物性质不同而有不同作用。主要可增加疗效，润滑肌肤以防止破损等。尤其是小儿推拿，必用介质。重要介质及其作用有：①药膏。用药物加赋形剂，如凡士林、蜜等调制成膏，作用依药物而不同。②药散。将药物曝干、研末、细箩筛为散，如手蘸药物散摩头顶，有祛风清脑、散寒止痛的作用。③药丸。临用前取药丸用生姜汁融化，手蘸药摩患处。④汤剂。用中药煎汤，趁热蘸摩患处。⑤药酒。将中药浸泡于白酒中，取浸出液擦摩患处，有祛寒除湿、活血止痛的作用。⑥药油。将药物提炼成油。⑦药汁。将药物捣碎取汁或用酒精浸泡取汁。如用姜汁，推肺经，治疗外感风寒，有温经通络、散寒解表的作用。如葱姜水，用于虚寒证，有温经散寒解表的作用，秋冬季多用。夏用薄荷水，有清凉解表的作用。⑧蜜。多用蜂蜜，治疗伤寒、小儿惊风等，有温中补虚散寒的作用。如用蜂蜜，温开水和匀，擦小儿心背部，治疗小儿惊风。⑨蛋清。取蛋清或与面调和成团，摩小儿胸腹背部，治疗小儿感冒、食积等，有祛寒消积的作用。⑩水。多用井水、凉水，摩体，治小儿发热，有清热凉血的作用。用温水、热水擦体，治小儿发痧、胎惊、无汗等，有散寒通络的作用。⑪滑石粉。主要起润滑作用，多用于夏季，以防汗护肤，减少手法阻力。

热敷

把物体或药物加温，趁热敷于体表的一种治病和保健方法。古称熨。

热敷主要作用为透热，并且有温通经络、活血祛瘀、祛寒止痛、消积化滞的功能。热敷可分为干和湿两种。干热敷多用盐、沙、土、药、石等，烧热或炒热，外包布袋敷于患处。湿热敷则用不同性能的中药包煎热敷。热敷部位可为病痛局部、腹脐、足等。

注意事项　一般在局部手法后行热敷；而热敷后，局部不可再行其他手法。但热敷后可涂药液，如红花油等，以增疗效。热敷温度以病人耐受为度，避免烫伤或晕厥。皮肤破损处不可热敷。保持室温，无风，以免汗出受风。

常用热敷方　食盐一碗，治疗胸腹饱闷疼痛，炒热包布袋敷脐，或自胸腹间缓缓移动。枳壳、莱菔子各30克，大皂角1条，食盐15克，共研细末，加酒炒热包起，敷于胃脘，可消积化滞除胀。红花、乳香、没药、宣木瓜、钻地风各10克，桂枝、老紫草、伸筋草、路路通、千年健各15克，苏木50克，香樟木50克，湿热敷，治疗扭伤、挫伤、风湿疼痛、关节怕凉酸痛等。

推拿手法

中医推拿中所施用的各种操作手法的总称。具有一定的规范和技术要求，包括各种技巧动作。正确地掌握和运用推拿手法是推拿治疗疾病的关键。

技术要求 推拿手法技术的基本要求是持久、有力、均匀、柔和。"持久"是指手法能够持续运用一定时间，保持动作和力量的连贯性；"有力"是指手法必须具备一定的力量，并根据治疗对象、病症虚实、施治部位和手法性质而变化；"均匀"是指手法动作的节奏、频率、压力大小要一致；"柔和"是指手法动作的轻柔灵活及力量的缓和，不能用滞劲蛮力或突发暴力。以上要求是密切相关、相辅相成的，持久能使手法逐渐深透有力，均匀协调的动作可使手法更趋柔和，而力量与技巧相结合则使手法既有力又柔和，即所谓"刚柔相兼"。在手法的掌握中，力量是基础，手法技巧是关键，两者必须兼有。

推法 用指或掌着力于人体一定部位或穴位，做单方向的直线（或弧形）推动。推法可分为平推法、直推法、旋推法、分推法、合推法等。平推法又分为拇指平推法、掌平推法、拳平推法、肘平推法4种。一指禅推法的动作比较特殊，是一指禅推拿中的主要手法。抹法、抅法、刮法等，与推法动作相似。推法的作用可行气活血、疏通经络、解除肌肉痉挛、消肿止痛、活血化瘀。

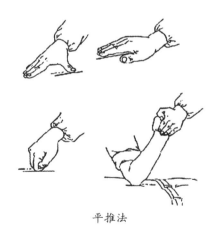

平推法

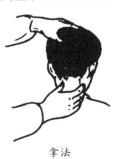

拿法

拿法 以拇指与其余指相对，捏住某一部位或穴位，逐渐用力内收，做持续的揉捏动作。由于拿的部位和手法的差异，拿法可分为三指拿、四指拿和五指拿三种。拿法的刺激较强，有疏通经络、解表发汗、镇静止痛、开窍提神等作用。临床应用时，拿后常继以揉摩，以缓和刺激。与拿法动作相似而名称不同的手法有抓法、捏法、提法、握法、挪法、挤法、拧法（揪法、扯法）、扭法、捻法、弹筋法等。捏法应用于脊柱部称捏脊。

按法　最早应用于推拿治疗的手法之一。用手着力在体表某一部位或穴位上，逐渐用力下压。一般常用的是指按法与掌按法。指按法有开通闭塞、散寒止痛等作用。掌按法接触面积大、刺激缓和，适用于治疗面积大而又较为平坦的部位，如腰背部、腹部等。具有疏松筋脉，温中散寒等作用。按法的按压方向要垂直，用力由轻到重、稳而持续，使刺激充分透达到机体组织的深部。忌用迅猛的爆发力，以免产生不良反应。按法常与揉法结合使用，组成按揉复合手法，即在按压力量达到一定程度时再作小幅度地缓缓揉动，使手法刚中兼柔，既有力而又柔和。与按法动作相似的手法有肘压法、点法、拘点法、掐法、蝶转法、扪法、抵法、拔法等。

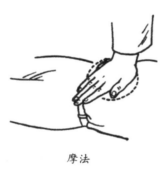

摩法

摩法　是推拿手法中最轻柔的一种。摩法是用手指面或手掌面附着在体表的一定部位上，做环形而有节律的抚摩。肘关节微屈，腕部放松，抚摩时顺或逆时针方向均可，每分钟频率120次。有和中理气、消积导滞、调节肠胃蠕动等功能。古代用摩法时还常配以药膏，以加强手法的治疗效果，称膏摩。近代有用葱姜汁、松节油等作为摩法时的辅助用药。摩法可分为指摩法和掌摩法，与摩法动作相似的手法有抚法、拭法、揉法、挼法、搓法等。

滚法　是一指禅推拿中的一种辅助手法。手握空拳，以指间关节突起部着力附着在体表一定部位上，腕部放松做均匀的前后往返摆动，使拳做来回滚动状。滚法有舒筋活血、解痉止痛、滑利关节、消除肌肉疲劳等作用。可用于头部、肩背、腰骶及四肢关节处。

与滚法动作类似的手法是㨰法。㨰法是在滚法的基础上作了改革，逐步成为"㨰法推拿"中的主要手法。㨰法是将手部各掌指关节略为屈曲，以掌背近小指侧部分紧贴于治疗部位上，有节律地连续摆动腕部，进行腕关节屈伸和前臂旋转的协调运动，使手掌部呈来回滚动状。由于㨰法腕关节屈伸幅度较大，所以接触面较广，且压力较大，掌背尺侧面着力柔和而舒适，故适用于肩背腰臂及四肢等肌肉较丰厚的部位。有舒筋活血，滑利关节，缓解肌肉、韧带痉挛，增强肌肉韧带的活动功能，促进血液循环及消除肌肉疲劳等作用。

擦法　用手掌紧贴皮肤，稍用力下压并上下或左右直线往返摩擦，使之产生一定热量。擦法的操作基本上分为三种：一是用全掌着力摩擦，称掌擦法。二是用大鱼际着力摩擦，称鱼际擦法。三是用小鱼际着力摩擦，称侧擦法。掌擦法接触面较大，产生热量较低，适用于肩背、胸腹等面积较大而平坦的部位，有温通经络、宽胸理气、调理脾胃及扶正祛邪等功能。鱼际擦法接触面较掌擦法为小，产生热量中等，适用于四肢部，尤以上肢部为多用，有温经活血、消瘀止痛等功能。侧擦法接触面较小，产生热量最高，适用于肩背腰骶及下肢部，有温经散寒、祛风活血、温肾壮阳等功能。

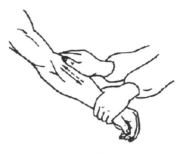

鱼际擦

扳法　用双手向同一方向或相反方向用力扳动肢体，使关节伸展或旋转的手法。扳法亦属被动运动，常在摇法使用的基础上应用，在某些情况下，是摇法的加强手法。由于扳法力的传递比摇法更为直接，因此在使用时必

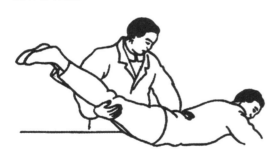

腰椎后伸扳法

须谨慎，要严格掌握扳法的适应证和手法技巧。扳法在不同部位有不同的操作方法，常用的有颈椎旋转扳法、腰椎后伸扳法、肩上举扳法、肘关节扳法、腕关节扳法、踝关节扳法等。

拉法　固定肢体或关节的一端、牵拉另一端的方法，又称牵引法或拔伸法、拽法、抻法、拔法。拉法很早就应用于中医伤科的正骨方面，是骨折移位及关节脱位等必不可少的中医治疗手法。在推拿中常用于颈腰椎疾病，四肢关节功能障碍、软组织粘连、挛缩以及小关节错位等症。牵引拔伸的动作要稳而持续、不可

用突发性猛力，应根据不同的部位、病位，控制牵引拔伸的力量和方向。若运用不当，不仅影响疗效，甚至会造成不良后果。根据施术部位的不同，拉法常用的操作方法有颈椎拔伸法、肩关节拔伸法、腕关节拔伸法、指间关节拔伸法。

击法　以手击打、拍击特定部位的手法。因击打时的接触面大小和所用力量的不同，手法有击、拍、叩、摇、啄和棒击法等区别。其中击法用力较重的主要有拳击法和掌击法。如果用特制的桑枝棒击打，则称棒击法。拳击法用拳背平击一定部位或穴位。掌击法是以掌根部或小鱼际部为着力点，击打一定部位。棒击法多用于肩、背、腰、臀及下肢部，治疗肢体麻木、浅表感觉迟钝。拍法是五指并拢，用虚掌平拍一定部位，常用于肩背、腰骶及下肢外侧部。叩法较击法力量轻，可用半屈拳轻轻叩击，两手交替上下如击鼓状；也可两手相合，五指略分开，用小指侧叩击一定部位，有舒松筋脉、消除疲劳的作用，可用于肩背及四肢部。啄法是两手五指微屈分开，成爪形或聚拢成梅花形，交替上下轻击一定部位，击打速度要轻快有节律，如鸡啄米状，故称啄法。可用于头部和背部，有安神醒脑、疏通气血等作用。

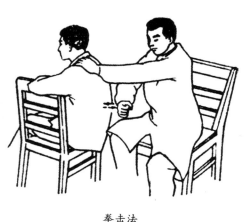

拳击法

摇法　用一手握住（或扶住）被摇关节近端的肢体，另一手握住关节远端的肢体缓和回旋转动。使用摇法时，摇转幅度要由小到大，动作缓和，用力要稳。摇法属被动活动，有舒筋活血，滑利关节、松解粘连，增强关节活动功能等作用。

振法　推拿的辅助手法，又称颤法、振荡法等。用手指或掌面按压在人体的穴位或一定部位上连续不断地快速颤动，使被推拿部位产生振动感。振法多用于胸腹部，具有祛瘀消积、活血止痛、温中理气和调节肠胃的功能。以产生振动为主的尚有抖法、牵抖法等。

理法　又称缕法。手握肢体，一松一紧自上而下循序移动，如此反复进行。理法是推拿治疗中的辅助手法，常用于其他手法之后，有理顺筋脉的作用，多用于四肢部。与理法相类似的手法有勒法、捋法、梳法、搔法、拂法等。

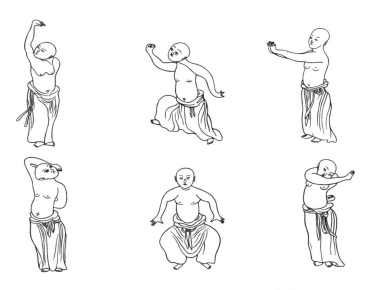

第五章 顺其自然，粗茶淡饭

[一、个人四季保健养生]

一年四季，包括一日之内昼夜分为四时的调摄养生方法。又称四时调摄。它是中医学顺应自然思想的重要体现。

春季养生 春属风木，主生发，制于金，胜于土。《素问·四气调神大论》指出：春三月，此谓发陈，天地俱生，万物以荣。遵循春季宜畅不宜郁、宜升不宜滞的原则，起居应夜卧早起，广步于庭，被发缓形，以使志生。在居室上，一冬闭户塞牖，人气与百物之气混杂于中，头昏目瞀，应开通窗牖，流通空气，令精神爽朗，神思清明。行动上，当择融和春日，出游踏青，以受天地之阳气。切忌幽居室内，孤坐独居，自生郁闷。衣着上，自初春至暮春，气温差别大，衣着更换较频繁，应注意增减衣服要随气温变化，尤其早晚仍较凉，须更加注意。老人儿童气弱体怯，易冷易热，尤须慎重。饮食上，一冬厚味膏粱，里多壅滞之热，至春应多选清淡、爽口、偏于凉性的蔬菜和豆制品等，并减少肉食，少用辛辣、烟酒等，以升发疏泄阳气而不致助火动痰。药养上，当选清凉、疏解、化痰、化滞之品。

春日多风，春风生万物，可不避忌。但风邪为百病之长，虚邪贼风，仍须避忌，不慎而伤，邪气流连，至夏则有后泄肠澼之疾。再如沐浴、酒后、劳汗、夜卧等均须注意避免受风，以防止造成首风、漏风、偏风等各种风疾。春日行针，应遵循"春气在经脉"的原则，刺经而已。避免春刺络脉，血气外溢，令人少气；春刺肌肉，血气环逆，令人上气；春刺筋骨，血气内著，令人腹胀等。春日阳和，万物复苏，正是郊游佳季，远离尘嚣，舒散一冬之昏闷，条达肝之郁气，使应于生发之天时，其功效甚至非药物所能比。但年老体弱者，须谨慎从事，量力而行。

夏季养生　夏属火，主长养心气。中医认为，夏三月，此谓蕃秀，天地气交，万物华实，起居应夜卧早起，以应天地之生机。情绪上平和制怒，外向舒发。多沐浴以保持腠理宣通、汗液排泄顺畅，水宜温不宜凉，以免毛窍被激收敛，汗郁于内而生痤痱。不要避免阳光照晒，但在正午烈日则不宜。室外工作光线过强时须注意保护眼睛，皮肤娇嫩者不宜长时间在烈日下曝晒，以免灼伤。天时暑热，人喜避于阴凉之处，注意不可贪凉太过，尤须避免在阴凉风道处露卧，以免内袭经络，致成风痹。冬寒夏热，应之可以锻炼肌肤，坚固卫气，令人少病。衣着上，夏日多汗，衣宜常换，汗衣久着，易生痱子等皮肤病。着衣应求宽松透气，以免皮肤排泄受阻。久在烈日下，应备遮阳帽，不使烈日过晒头部。不宜脱衣用风扇猛吹，夜卧应注意遮护脐部，脾胃阳气弱者尤须注意。饮食上，夏日汗多渴饮，冲淡胃液，多用甜味饮料，常致胃纳不佳，应稍加咸味以助阴气。食物以清淡、营养丰富、易消化为好，生冷食品不可太过，又须注意清洁。药养上，体弱者可酌用清暑药品以防中暑，南方山区重峦叠嶂，正是瘴气发动之时，入山应酌服避瘟除瘴的保健药品。素有痼疾，喜发于冬季者（如咳喘等），可借夏日平稳之时，服用扶正培本药物，使元气渐旺，体质复壮，逐渐减弱、制止疾病的发作。行针上，夏气在孙络（即细络），刺宜浅，避免夏刺经脉，血气乃竭，令人解㑊，夏刺肌肉，血气内却，令人善恐，夏刺筋骨，血气上逆，令人善怒。

夏秋之间，属长夏季节，主湿。此季多雨水，湿气重，温度高，多汗喜饮，故贪凉过饮，可生内湿，天暑地湿，易受外湿，应注意不在湿地久停、坐卧，不恃勇冒雨，不过嗜肥甘脂酒，以免湿蓄于脾，运化失健，酿生百疾。

秋季养生　秋属金，主收养肺气。秋三月，天气肃杀，地气清明，到了收获成熟的季节。起居应早卧早起，以应天地内收之气。情志上要安定平和。可出游郊野，观赏秋天景致；喜静者可临书摹画，使胸怀舒畅，情志安宁。衣着上，初秋炎夏之气未尽，人之一夏所感暑气未退，故衣着仍以单衣为主，只是早晚逐渐凉快，年老体弱者应避免着凉。中秋早晚虽凉，但午间尚较热，故不宜多穿，早晚适当增加衣服。晚秋则由凉转冷，要根据体质、状态、气候、时间增减衣服。饮食上，经一夏之消耗，体力损耗，胃口转佳，且秋日百物收成，瓜果丰盛，饭菜上要注意食欲好而量不太过，质不过丰，味不过厚，瓜果鲜而食有节制，不能贪食无度，尤其注意洁净，以免发生泄泻、痢疾等疾病。有苦夏现象可酌情增加饮食营养，补充夏日之损失；但无此现象者，不可厚味太过，以免痰湿积滞或致肥胖。药养上，秋季气候转燥，无湿邪停蓄者可以酌用滋润之品，有痰咳旧疾者酌服润肺化痰药以防止旧疾发作，体气虚弱易感外邪者试服玉屏风颗粒等以扶正御邪。行针上，秋气在皮肤，浅刺勿深。防止秋刺经脉，血气上逆，令人善忘；秋刺络脉，气不外行，令人卧不欲动；秋刺筋骨，血气内散，令人寒栗。

冬季养生 冬属水，主藏纳肾气。冬三月，天寒地冻，万物闭藏，阳气收敛于内，寒水当令。起居应早卧晚起，以待日光，收敛潜藏，不妄泄阳气于外。居处宜保暖，冷风不宜直入，户外活动时不使衣着过于单薄，年老体弱者不在户外逗留太久，室内外温差过大者注意御寒。不带汗外出，受冷风激刺不拥炉烤火。不沐浴过频，以免汗多伤阳，不在浴室过久，避免汗泄太过而晕厥。不可久坐户外，宜活动以使阳气旺于内，不为寒侵。注意控制房事，不令频伤阳气。衣着上，应注意保暖，特别是背、腹、关节等处。老年人则既保暖又不能过于臃肿，而使行动受限。宜着厚底鞋以保持足部温暖。易患头疼者应护前额，咳喘者保护胸背，均可避免因寒诱发。饮食上，冬令严寒，人体正可接受温补而不致有副反应，故而是进补的好时机。老年人肝肾虚亏，侧重于补肝肾；脑力渐弱，应进食脊骨、核桃等类补脑生髓。羊肉补血，冬季正宜火锅类食品，大病初复，诸般补品无妨，饮酒在冬季可以御寒、活血、通经，黄酒最佳，白酒应少用。脏腑结热者可选用甘寒滑润之品，包括水果、蔬菜、豆类、海味等滑以泄热，润以助阴。药养上，以温阳补肾为首要。如八味丸类为散，少量按日服用，或人参等补品，均可视具体情况决定。总之，阴阳气血，五脏六腑，视其应补者补之。行针上，冬气在骨髓，进针可深。

犯经脉令血气皆脱，目不明；犯络脉，内气外泄，留为大痹；刺肌肉，阳气竭绝，令人善忘。

[二、个人饮食保健调养]

根据中医学理论指导个人合理摄食，促进健康、治疗疾病的养生方法。这部分的内容不适合用于生产经营。

食养

中医根据人的不同体质、年龄、性别以及气候、地理等环境因素的差异，选择适宜的饮食以调节人体脏腑功能，滋养气血津液，强身健体，预防疾病的养生保健方法。

不同体质者的食养　人体素质有强弱之异和偏寒偏热之别，必须根据人的不同体质进行食养：①气虚体质者。多表现为少气懒言，疲倦乏力，食欲不振，不耐劳动，稍动即感气短、汗出，平时易感冒等。宜常食补气健脾之品。因脾为气血生化之源，故补脾是补气的主要方法。常选食山药、莲米、薏苡仁、芡实、糯米、红枣、猪肉、猪肚、鸡肉、鲫鱼等，膳食如山药莲米粥、山药包子、八宝糯米饭、补中益气糕等。②血虚体质者。多表现为面色苍白或萎黄，唇色、指甲淡白，心悸怔忡，头晕眼花，健忘失眠，手足发麻，妇女行经量少色淡等。宜常食补血之品。中医认为"气为血帅"，气旺则血生，故在补血的同时常配伍补气之品，气血双补。常选食当归、桂圆肉、枸杞、桑葚、猪心、猪蹄、鸡肉、菠菜、胡萝卜等，膳食如菠菜肝片、归参炖鸡、桂圆肉粥、桑葚里脊等。③阴虚体质者。多表现为形体消瘦，手足心发热，两颧发红，潮热盗汗，虚烦不眠，口燥咽干，大便干结等。宜常食滋阴养液润燥之品。常选食银耳、蜂蜜、雪梨、芝麻、黑豆、百合、鸭肉、猪蹄、鸡蛋、牛奶等，膳食如银耳羹、百合煨瘦肉等。④阳虚体质者。多表现为神疲乏力，面色㿠白，嗜睡畏寒，口淡不欲饮，喜温喜热食，性欲减退，入冬四肢冰冷，或遇寒凉、食生冷则腹痛或便溏，或尿后余沥不尽，或小便频数，或阳痿早泄等。宜常食温补阳气之品。常选食核桃肉、羊肉、虾、韭菜等，膳食如韭菜粥等。

人的体型不同，体质状况也不一样。中医认为肥胖之人多有气虚和痰湿内蕴，表现为动辄气短、心悸、自汗、乏力易困倦、嗜睡、痰多等，食养应从健脾益气、化痰除湿着手，可选食薏苡仁、茯苓、赤小豆、冬瓜、豆芽、莴苣、山楂、鲤鱼等，膳食如冬瓜粥、薏苡仁粥、茯苓饼、鲤鱼汤等。瘦弱之人多因脾胃虚弱、气血生化之源不足、肌肉得不到精微物质的营养，食养以健脾益气为主，可选食山药、莲米、糯米、香菇、猪肉、猪肚、兔肉、鸭肉等，膳食如参枣米饭、莲米猪肚、山药汤圆、枣莲蛋糕等。此外，瘦人多阴虚火旺，如常感口干咽燥、心烦失眠、手足心发热、大便干燥等，每食辛辣之物或油炸燥热之品就口臭发干等。食宜养阴滋液润燥，可选食银耳、百合、蜂蜜、黑豆、雪梨、豆浆、牛奶等，膳食如蜂蜜银耳、百合绿豆粥等。

不同年龄者的食养 人的一生要经历从儿童到青年、壮年、老年的过程，人体气血盛衰和脏腑功能随着年龄增长而发生不同的变化。因此，应根据各个年龄阶段的不同生理状况进行食养。小儿生机旺盛，稚阴稚阳，脾常不足，而且饮食不知自节，稍有不当就会损伤脾胃，伤食为患。食宜健脾消食，常选食山楂、山药、茯苓、板栗、猪肚、猪瘦肉、鸡蛋、牛奶、蜂蜜等，膳食如山楂糕、山药茯苓包子、猪肚汤等。肾为先天之本，人的生长发育中肾起着极为重要的作用。小儿肾气未充，牙齿、骨骼、智力尚处于发育中，故应适当补益肾气，以促进生长发育。可选食核桃肉、黑芝麻、黑豆、桑葚、枸杞子、猪骨、猪肾等，膳食如核桃炖蜜糖、猪肾核桃粥、芝麻肝、猪骨汤等。

青壮年精力旺盛，气血充沛，无须专门补养。但有时自恃身强体壮、不注意劳逸结合、承受压力大、精神高度紧张、劳逸失度，易造成心脾或心肾不足，出现失眠多梦、健忘、心悸、食欲不振等。此时可食养心安神之品，常选食莲米、茯苓、山药、枸杞、桂圆肉、猪心、猪脑等，膳食如莲米猪心、枸杞肉丝、桂圆肉粥、茯苓饼等。

老年人生机减退、气血不足、阴阳渐衰，以脾胃虚弱、肾气渐衰为主，进食健脾补肾、益气养血之品，实为益寿延年、抗衰防老的关键。多选食人参、山药、茯苓、枸杞、当归、桑葚、核桃肉、芝麻、黑豆、银耳、韭菜、猪瘦肉、猪心、蛋类、奶类、海参、菠菜、胡萝卜、虾等，膳食如核桃鸡丁、红杞海参鸽蛋汤等。平时饮食宜清淡、温热、熟软。因其脾胃虚弱，故最宜食粥，如红枣糯米粥、山药粥、薏米莲子粥、芝麻糊等。

不同性别者的食养　妇女有月经、妊娠、产育等生理特点，应根据各个时期的具体情况进行食养。经期饮食应以补血食物为主，多选用菠菜、胡萝卜、红苋菜、红枣、桂圆肉、猪心、蛋类等，膳食如菠菜肝片、桂圆红枣粥、炒苋菜等。妊娠以后，孕妇需要供给胎儿所需营养，故饮食应以补肾固胎、健脾养血为主，多食用桑葚、山药、红枣、桂圆肉、黑芝麻、黑豆、猪排骨、鲢鱼、海参、乌鸡、蛋类等，膳食如桂圆童子鸡、油菜烧海参、山药芝麻糊等。分娩后，由于产创出血，容易出现气血不足；而且产妇还需要哺乳婴儿，而乳汁的有无与色质与气血关系密切，只有气血充盛，乳汁才能源源不绝。故产妇食养应以补气益血、通经下乳为主，常选用当归、枸杞子、猪蹄、鸡肉、羊肉、鲫鱼、鲤鱼、花生、大枣、红糖、蛋类等，膳食如花生炖猪蹄、当归生姜羊肉汤、鲫鱼汤等。妇女一般在45岁左右，月经开始终止，称为"绝经"。绝经前后，肾气渐衰、天癸已绝、气血皆虚，常出现经行紊乱、烦躁易怒、心悸失眠、头晕耳鸣、烘热汗出、手足心发热，或腰酸骨痛、倦怠乏力、浮肿便溏甚或情志异常等，食养以补肾益气血为主，常选用枸杞子、当归、红枣、蜂蜜、猪心、猪肾、鸭肉、海参等，膳食如当归羊肉羹、枸杞核桃鸡丁、红枣莲米粥等。

男性往往担负着比较繁重的体力和脑力劳动。体力劳动者可选用莲米、红枣、花生、桑葚、豆浆、银耳、雪梨、鸭肉等，膳食如冰糖雪梨、清炖鸭肉等。脑力劳动者常因思虑过度损伤心脾、耗伤脑髓，导致气血不足。可选用补益气血、养心安神之品，如枸杞、桂圆肉、莲米、红枣、猪心、奶类等，膳食如猪肝羹、当归猪心汤、桂圆枸杞粥、冰糖莲子等。

不同季节的食养　自然界四时气候的变化对人体有很大的影响。春季，万物萌生、阳气升发，人之阳气也随之升发，食宜扶助阳气，可选用红枣、花生、豆豉、大小麦、葱、芫荽等，膳食如葱爆肝片、豆豉烧鱼、五香花生米、红枣粥等。夏季，万物茂盛，天气炎热而又多雨，食宜清热化湿、健脾开胃，可选用绿豆、赤小豆、乌梅、西瓜、雪梨、银耳、薏苡仁、莲米、兔肉、鸭肉等，膳食如绿豆粥、乌梅汤、薏苡仁粥、冰糖雪梨等。秋季，气候干燥，万物收敛，食宜养阴润燥，可选用雪梨、银耳、蜂蜜、百合、冰糖等，膳食如银耳羹、川贝雪梨等。冬季，万物伏藏，天寒地冻，容易感受寒邪，伤人阳气，食宜温补阳气，可选用羊肉、核桃肉、虾、韭菜、干姜等，膳食如当归羊肉汤、韭菜炒虾仁等。冬季是一年中最佳的进补时节，因为此时人体阳气收藏，容易吸收营养，特别是老年人更应在此时适当进补。

不同地域的食养　中国地域广阔，各地自然条件不同，故应根据不同地域的特点进行食养。如东南沿海地区，气候温暖潮湿，人们易感湿热，宜食清淡除湿的食物，常选用赤小豆、绿豆、薏苡仁、冬瓜、豆芽、萝卜、扁豆、鲤鱼、鲫鱼等，膳食如绿豆赤小豆粥、全鸭冬瓜汤等。西北高原地区，气候寒冷干燥，人们易感寒受燥，宜食温阳散寒、生津润燥的食物，常选用银耳、雪梨、葡萄、蜂蜜、豆浆、百合、冰糖、板栗、核桃肉、羊肉、韭菜、虾等，膳食如冰糖银耳羹、板栗烧肉、清炖羊肉等。

[三、运动养生]

中医用活动身体的方式实现维护健康、增强体质、延长寿命、延缓衰老的养生方法。

运动养生形式很多：①散步。每日快步行走，持之以恒，方可见功。②跑步。提倡以适当的速度跑适当的距离，太短、太慢难以起到健身作用，太快、太长不一定有利于健身，须量力而行，一般人选择跑步距离在800～3000米较为适宜。③健身操和健美操。徒手操如早操、工间操、课间操均属健身操类，目的在于全民健身，人人可行。健美操则要求更高、运动量更大，可以增强肌肉，使体形匀称健美，主要适宜中青年人。健身、健美器械有哑铃、杠铃、单杠、双杠、爬绳（爬杆）及各种健身器材等，可选择适合自己和喜爱的项目进行锻炼，但杠铃不适于未成年人，会影响身体的发育。单杠、双杠中一些复杂动作须有专人指导及保护，以免练习不当而受伤。踢毽、跳绳简单易行，可以大力推行。④登山。良好的户外运动，取其景致自然、空气新鲜，于怡情中健身。孔子曰仁者乐山、智者乐水。登山之乐，由来已久。⑤游泳。古代受气候的限制，不能四季皆行，但春江水暖，更衣游水，沐浴自然。《论语》中有"暮春之日，春服既成，冠者五六人，童子六七人，浴乎沂，风乎舞雩，咏而归"，俨然是一种集体的活动了。⑥武术。可分徒手及持械两大类，目的既有技击、防身的一面，亦有强健体魄、养生延年的一面。在徒手健身术中，有五禽戏、太极拳、形意拳、八卦掌等多种。其中，五禽戏为汉末名医华佗所创，历史悠久，相传其弟子习此而寿至九十余，至今沿袭不衰。太极拳相传为元明道士张三丰所创，是习者最多、流传最广、门派颇多的一种健身术。

运动养生不同于竞技体育，运动是形式，养生是目的。形式灵活多样，且可以自创，只要能够达到健身的目的即可。

太极拳

以强身健体为首义，速度缓和适中，动作柔和，绵绵不绝，动作与意念相合，呼吸与动作相辅为特点的拳术。

太极一名字源于《周易·系辞》"易有太极，是生两仪"。两仪指阴阳，阴静阳动，阴降阳升，阴生阳而阳化阴。以太极命拳，意在此拳合乎自然，顺应阴阳互生之理。常常练习，可以健身，可以延年。

太极拳的养生健身作用，一是养神，练拳要求澄心静虑，思不旁骛，神气静守于内；二是呼吸的合理调节，使练拳成为一种心神、呼吸、形体自然而协调的配合，从而可纠正体内的不正常状态，祛病强身；三是太极拳的动作要求柔和、自然、连贯不绝，既要求松，又要求动，松而不懈，动而不强，气血流通，经络舒畅。

陈氏太极拳 创始人陈玉廷，历代相传，现较流行的有两个套路。第一套共八十三式，特点是动作简单，柔多刚少，动作力求柔顺，初练尤须徐缓，注意以身法领导手法。其拳架又有高、中、低之分，运动量可以调节，故健康人、病弱者均可适应。第二套共七十一式，特点是动作较复杂，刚多柔少，动作力求坚刚、迅速，又有蹿蹦跳跃、腾挪闪展的动作，由于练习中速度快、爆发力强，只适合青壮年身体健康者练习。

杨氏太极拳　创始人杨露蝉，全套动作共八十九式。据汪永泉《杨氏太极拳述真》中介绍，这个套路实际上是杨氏太极拳中的养生拳架，其特点是舒适、得意、大方。其主要要求：一是身形要自然调直，不偏不倚；二是全身放松，各个关节、每块肌肉都要放松；三是内外结合，周身松、软、圆、活，不勉强，不过分；四是开合适度，使每一个动作都在一开一合中有节奏地运行。

武氏太极拳　创始人武禹襄，全套动作共九十六式。其特点是：姿势紧凑，动作舒缓，步法严格分清虚实，胸、腹部进退旋转始终保持中正，完全用内动的虚实转换等来支配外形，左右手各管半个身体，不相逾越，出手不过足尖。现行架势中无跳跃动作，故此套拳谱老幼皆宜。

孙氏太极拳　创始人孙禄堂，孙氏不仅是武术大家，于形意、八卦等拳法亦极精通，且学问深厚，从其所著《太极拳学》中就可看出。故孙氏太极拳，涵溶多种武术精髓于内，全套动作共九十七式。其特点是：气沉丹田，严保中和，进退相随，迈步必跟，退步必撤，动作舒展圆活，敏捷自然，双足虚实分明，动作如行云流水，绵绵不断，是一种老幼皆宜的拳法。

吴氏太极拳　创始人吴鉴泉，由杨氏太极拳化出，全套动作共八十四式，以柔化著称。特点是动作轻松自然，连续不断，拳式小巧灵活，拳架开展紧凑，总是以柔见长。

各门派的拳法虽然组合有异、姿势有别，但基本架式的名称、动作特点是相同或大同小异的。一般认为，最早的太极拳式比较简单，即通常所说的太极十三式。

敬告读者

　　本书内容供读者概要性了解传统中医。中医药的配制和使用均需在医师指导下进行，并严格注意用法用量、适用人群、禁忌、不良反应和药物相互作用等。处方药需遵医嘱。

　　传统中医药中涉及动植物入药和作为保健品等，古时对此没有十分明确的限制。随着时代的发展和社会的进步，中医药事业也在不断发展。中药方、中药材、中成药和中药饮片、制剂、膏药等的成分中，涉及野生动植物作为原料的，经过严格审批，已有一些采取人工繁育或采用替代性物质等方式实现。

　　我们必须强调的是，应革除滥食野生动物的陋习。对野生动植物资源的保护和利用必须严格遵守国家重点保护动植物（包括陆生动植物和水生动植物）的法律法规和有关规定，并且不能违反中国加入的《濒危野生动植物种国际贸易公约》附录一、附录二的约定。禁止非法猎捕、杀害国家重点保护野生动物。禁止非法采集国家保护野生植物。